救急活動シミュレーション学習

受講者と指導者，通信指令員のためのワークブック

編著 池 上 敬 一 日本医療教授システム学会代表理事
前 獨協医科大学越谷病院救急医療科教授

著 前 田 淳 一 蓮田市消防本部消防署次長兼署長

第１版第２刷発行について

本書は，発行元が真興交易㈱医書出版部から株式会社シービーアールに変更になりました．なお，2016 年 11 月 15 日（第１版第１刷）発行の『救急活動シミュレーション学習』と同一内容です．

Community Based Rehabilitation CBR

はじめに

平成3年（1991年）に救急救命士法が施行され，本年平成28年（2016年）で25年が経過し，この間に救急救命士を取り巻く環境も大きく変化してきました．救急救命士による業務の拡大計画は，平成14年（2002年）12月「救急救命士の業務のあり方等に関する検討会」報告書でその青写真が描かれ，その計画に従って，平成15年（2003年）メディカルコントロール（MC）体制の構築および包括的指示下での電気的除細動，平成16年（2004年）気管挿管，平成18年（2006年）アドレナリン投与，平成26年（2014年）には心肺機能停止前の重度傷病者に対する静脈確保および輸液と，血糖値測定と低血糖発作へのブドウ糖投与が行えるようになってきました．

平成21年（2009年）10月には「消防法の一部を改正する法律」により「消防組織法」および「消防法」の第1条，消防の任務および目的に「災害等による傷病者の搬送を適切に行う」ことが明記され，「平成22年度救急業務高度化推進検討会（消防庁主催）」では救急隊員の教育のあり方についての議論が行われてきました．この結果，全国で一定の質が担保された救急業務を行うためには，国として標準的な教育カリキュラムなどを示すことが必要であることが指摘され，平成24年度および平成25年度の「救急業務のあり方に関する検討会」では，救急救命士，救急隊員，通信指令員の救急に係る教育についての検討が行われてきました．その集大成として平成26年（2014年）に「救急業務に携わる職員の生涯教育の指針」が刊行され，これからの救急隊員の生涯教育のあり方の方向性，カリキュラムなどが示されました（通信指令員の救急に係る教育も含まれています）．（資料は http://www.fdma.go.jp/neuter/about/shingi_kento/h25/kyukyu_arikata/pdf/shishin.pdf）．

それでは，カリキュラムにある項目をどのような方法で学習すれば，傷病者の予後改善・救命率の向上といった救急活動の質向上を達成できるのでしょうか．

質の高い救急活動を行うために必要とされる知識は救急救命士標準テキストなどに網羅的に系統立てて収載されていますが，知識を使って結果（傷病者の予後改善・救命率の向上）を出すには救急活動のプロセス（質の高い救急活動を行う，救急隊として質の高い活動を行う）を学習する必要があります．そして，救急活動をプロセスとして学習するには，そのための教材が必要になります．その教材の１つが『スクリプトで学ぶ救急活動プロトコール』の書です．『スクリプトで学ぶ救急活動プロトコール』では，「できる」救急隊が傷病者の予後改善・救命率を向上するために共有しておくべき台本（状況や傷病者の評価と判断，判断に基づくルール・処置の選択と傷病者に最適化した救急活動の実行の手順と考え方）を詳細に解説しています．優れた台本を救急隊で共有し質の高い救急活動ができるようになるためには，『スクリプトで学ぶ救急活動プロトコール』をシミュレーション学習や実際の救急活動で何度も使ってみる経験が必要になります．そのための教材が『救急活動シミュレーション学習－受講者と指導者，通信指令員のためのワークブック－（心停止の認識に役立つクイズを収載）』（本書）になります．

本書では，消防組織内あるいは地域メディカルコントロールの仕組みの中で行う救急活動シミュレーション学習を効果的・効率的・魅力的に行うための知識・事前準備の方法・学習ツール・指導のコツをまとめました．学習法と指導法は裏表の関係にあること，学習者と指導者が学習の方法やツールの使い方を共有することで学習の効果・効率・魅力が向上すること，そして，学習者は経験を積むことで指導者に成長し次の学習者の指導にあたることから，受講者用教材と指導者用教材をワークブックとしてまとめました．また，「JRC 蘇生ガイドライン 2015」でも強調されている通信指令員を対象としたCPR 口頭指示の現状を改善するための教材を，「通信指令員用ワークブック」として含めました．『スクリプトで学ぶ救急活動プロトコール』と本書を併用したシミュレーション学習により，全国で一定の質が担保された救急業務を行い，より多くの傷病者の予後改善・救命率の向上が達成されることを期待しています．

最後に，本書の出版にご尽力いただいた真興交易（株）の櫛内千一社長に謝意を表します．

2016 年 9 月

池 上 敬 一

目　次

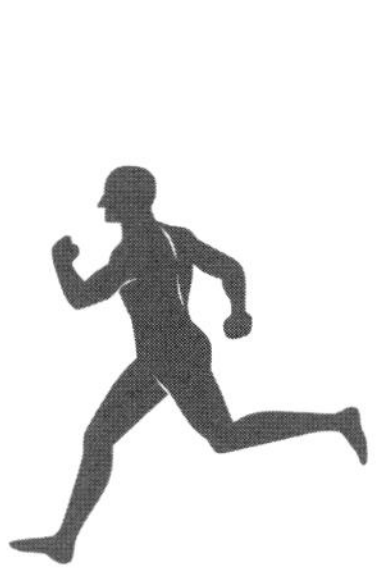

A　受講者用ワークブック

B　指導者用ワークブック

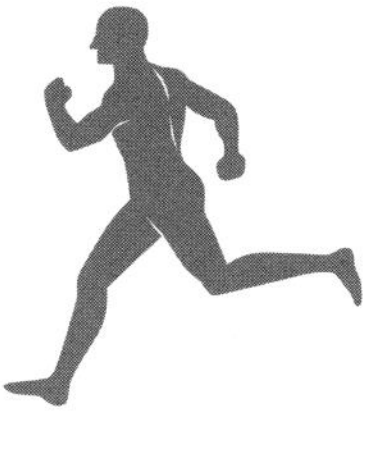

C　通信指令員用ワークブック

（池 上 敬 一）… 133

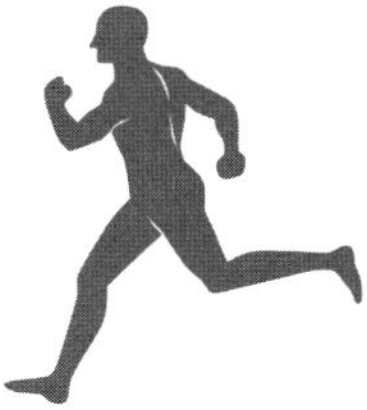

執 筆 者

池 上 敬 一　日本医療教授システム学会代表理事
前 獨協医科大学越谷病院救急医療科教授

前 田 淳 一　蓮田市消防本部消防署次長兼署長

◆このワークブックの目的と使い方

1. 概　　要

2. 目　　的

3. 使 い 方

1 概　要

救急隊はさまざまな傷病者の病院前救急医療を担いますが，「傷病者の観察，判断，処置，病院選定と搬送を系統立てて進める考え方と手続き」について総合的に学習する機会は多くはありません．心停止と外傷の傷病者，あるいは意識障害を呈した傷病者への対応の手順はアルゴリズムやプロトコールとして標準化されていますが，内科疾患の傷病者への対応は一定の手順が示されていません．救急活動シミュレーション学習は救急隊員が内科疾患に対する標準的な手続き（「救急活動プロトコール」と呼びます）を学習することを主たる目的にしています．

救急活動シミュレーション学習は，消防組織内あるいは地域メディカルコントロールの仕組みの中で自主的に行うことを想定しています．消防組織内で行う場合には指導的救急救命士などを中心にシミュレーション学習を企画し，救急隊ごとの勉強会あるいは集合研修として実施してもいいでしょう（地域メディカルコントロール協議会が承認し関係者はポイントを取得する）．メディカルコントロールの仕組みの中で行う場合には複数の消防組織と医師が参加し，119 番通報受信から病院での申し送り（医師・看護師）と振り返りまでの一連の救急活動を包括的に学習したり，研修の仕方（時間割，実際の学習活動の設計，実施法など）を学ぶことができます．

「救急業務に携わる職員の生涯教育の指針」に網羅された内容を包括的に学習する（救急活動を項目や手技に細分化し学習するだけでなく，救急活動そのものとして学習する）方法としてシミュレーション学習がありますが，その具体的な取り組みについては「D 消防組織内で行う救急隊員シミュレーション研修」で紹介します．

2 目　的

『スクリプトで学ぶ救急活動プロトコール』と本書を併用したシミュレーション学習により次の目的を達成することができます．

❶ 救急活動プロトコールに従って臨床推論ができる

救急活動プロトコールに従うことで内科疾患が疑われる傷病者の観察，初期評価（一次評価），病歴聴取・バイタルサインの測定・身体診察などの詳細な評価（二次評価）を一定の手順で行いながら，傷病者の現場診断の精度を高めていくことができます．この一連のプロセスの中で使われる考え方が臨床推論と呼ばれる技能になります．傷病者に何が起きているのか，緊急度・重症度を判断し，適切な病院・診療科を選定するためには，救急隊は臨床推論の技能を獲得する必要があります．医師・看護師と臨床推論を共有することで，病院前救急医療と病院での救急医療のコミュニケーションが円滑に行われることが期待されます．

❷ 即時蘇生など救命処置の必要性を判断し，医師に引き継ぐまでの処置を立案できる

救急活動で対応が難しい状況には，心停止になるかもしれない不安定な状況と，活動中の容態急変があります．救急活動プロトコールは，傷病者接触時に不安定さを即時判断すると同時に蘇生を開始し傷病者を安定化する手続きも含んでいます．また，心停止傷病者に対する特定行為・心肺機能停止前の重度傷病者に対する特定行為を実施し，搬送先病院選定を行い医師に引き継ぐまでの一連の手続きを学習することができます．

シミュレーション学習のシナリオの傷病者と状況を設定することで容態急変への対応，心停止傷病者あるいは心肺機能停止前の傷病者に対する特定行為を迅速・確実に実施できるための教育・トレーニングが可能ですが，考える救急活動の共通基盤となる，評価する，判断する，判断に基づいてルールや処置を選択し活動プランを組み立てる，組み立てたプランの実行を決断し結果を得るために行動することを繰り返し学習します．

❸ I-SBAR-C を活用した医療機関との円滑なコミュニケーションを取ることができる

救急隊と医療機関のコミュニケーションスキル，特に，受け入れ要請の

表1　シミュレーション学習で使用する救急活動プロトコールの台本

	観察する 評価する	判断する 選択する
8. 振り返り	㉒ 救急活動を振り返り，「できた」こと「改善を要する」ことを分ける	㉓ 改善を要することを優先順位をつけ，優先順位が高いものを選択する
7. 病院での引き継ぎ	⑲ 出場指令から病院に伝達するまでに行った判断の連鎖を評価する	⑳ 医師に伝わる傷病者のストーリーを組み立てる
6. 病院搬送の途上	⑯ 出場指令からの救急活動をまとめ，現場出発の準備をする	⑰ 容態変化の予測と対応策を考え段取りをつけておく
5b. 二次救急病院の選定と伝達	⑬b 傷病者の普段の生活や家族の状況などの情報を集め評価する	⑭b 基礎疾患，家族・関係者の状況を考慮し，傷病者に最適な病院を選択する
5a. 救命救急センターの選定と伝達	⑬a 救急現場の様子と傷病者の初期評価から救命救急センター搬送を考える	⑭a 現場診断と傷病者の状況から，救命救急センターを選択する
4. 詳しい評価（二次評価）と処置	⑩ どんな傷病が起きて，こうなったのか（傷病者ストーリー）を推理する	⑪ 現場診断と傷病者ストーリーを作る．処置・プロトコール（特定行為など）を選択する
3. 現場観察と傷病者の初期評価	⑦ 安全確保，感染防御．心停止の認識・初期評価を開始する	⑧ 心停止・不安定・安定を判断し，判断に応じた処置・特定行為を選択する（計画）
2. 現場到着まで	④ とりあえずの診断の妥当性を検討する	⑤ プランAとプランB（最悪の事態に備える）を組み立て，段取りをつける
1. 出場指令	① 出場指令の妥当性を検証する	② とりあえずの診断を作る．鑑別診断を考える

決断する 行動する	各段階の目標
㉔ 改善プランを策定し実行する．実行したら改善の効果を評価する	救急活動を振り返り，改善点を見つけ，改善プランを策定し，プランを実行する方法を獲得する
㉑ 選択したストーリーを医師に伝える．医師との対話からフィードバックを得る	医師の理解スタイルで報告する．フィードバックから改善点を明らかにする
⑱ 呼びかけ，目，耳，手を使って常に傷病者を観察する．変化があれば初期評価を行う	容態変化を予測し対応策を考えておく．感覚・器具を用いた連続監視態勢で傷病者の安全を担保する
⑮b 傷病者のストーリーを要約し，I-SBAR-C で伝達（搬送依頼）する	傷病者・家族の状況（慢性疾患，QOL，生活環境など）から最適な病院を選択する
⑮a I-SBAR-C で伝達する	心停止の近接性を考慮し，早期病院到着を目指す（搬送中の心停止を回避する）
⑫ 選択した処置やプロトコールの実行を決断し，行動を起こす	現場診断を組み立て，病院選定を行う（救命救急センターなら 5a，それ以外は 5b へ）
⑨ 選択した計画を実行する．処置を実行したら効果を評価・判断する	安全確認．初期評価で傷病者の救命・予後改善を最優先する救急活動計画を組み立てる
⑥ プラン A とプラン B を共有し，役割分担を済ませておく	とりあえずの診断，プラン A とプラン B を組み立てる，役割分担を決める
③ とりあえずの診断と現場活動の方針を救急隊で共有する	「考える」救急活動の準備：出場指令の妥当性を考える，とりあえずの診断を考える

ファーストコールの技能は円滑な傷病者の搬送の際，極めて重要になります．伝達の仕方が医師・看護師の論理的な思考法と食い違っていると，医師・看護師は傷病者の状態（緊急度・重症度の判断と考えられる診断）をうまく推論できないため，受け入れ要請にうまく対応できない事態が起こり得ます．救急活動のシミュレーション学習で用いる救急活動プロトコールでは，I-SBAR-C（アイ・エスバー・ク）と呼ばれる標準的な伝達法を採用しています．I-SBAR-C を用いて傷病者の現場診断とその根拠を総括することで，医療機関の医師・看護師が理解できる伝達を行うことができます．

3 使い方

『スクリプトで学ぶ救急活動プロトコール』で示したプロトコールの台本（同書 18 頁の表 1）は内科疾患をはじめ外傷や心停止など，すべての救急活動に応用することができます．救急活動のシミュレーション学習では，救急活動プロトコールの台本を学びやすく書き直したシミュレーション学習で使用する救急活動プロトコールの台本（**表 1**）を使用します．

救急活動のシミュレーション学習は，プロトコールの台本を基盤としその上に傷病者シナリオを重ねて行います（**図 1**）．学習者は傷病者に最適化した救急活動をシミュレーション学習することで，救急活動プロトコールの使い方の理解を深めると同時に，シナリオに埋め込まれた学習目的（疾患の学習，鑑別診断のプロセス，救命処置や特定行為の実施，身体診察の仕方，チームワーク，ファーストコール，振り返りなど）を達成していきます．

救急活動のシミュレーション学習により学習者ができるようになること（学習者の到達ゴール）は「臨床推論ができる」「考えながら行動できる」そして「I-SBAR-C で伝達できる」の 3 つです．シナリオの中に 1 つの正解（疾患名や手順）があるわけではありません．シミュレーション学習では，行動を起こす前に「なぜそうするのか」という根拠を常に考え，行動した後には「なぜそうなったのか」「そうなった原因はどこにあるのか」をいつも振り返ることが重要になります．

このワークブックには「A 受講者用ワークブック」，「B 指導者用ワーク

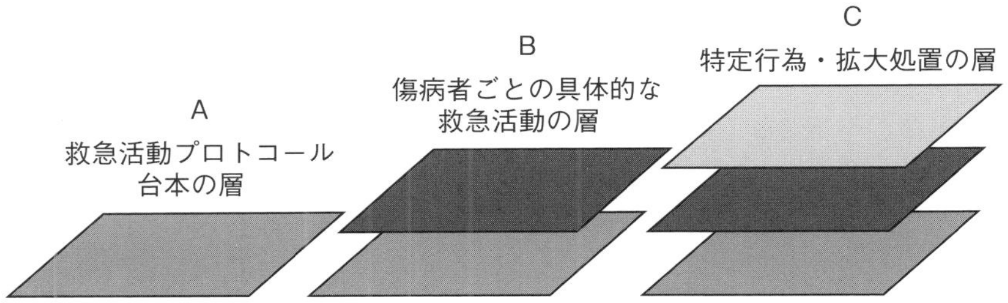

図1　救急活動プロトコール（台本）を基盤とする救急活動の層構造

A：一般的な救急活動の台本を記述した層.
B：台本を利用し傷病者ごとに最適化した救急活動を行う層.
C：傷病者に必要な特定行為や拡大処置を行う層.

ブック」と「C 通信指令員用ワークブック」が含まれています. 次に, 受講者, 指導者, 通信指導員ごとに, このワークブックの使い方を説明します.

❶ 受 講 者

シミュレーション学習で効率的に（短い時間で）効果（臨床推論ができる, 考えながら行動できる, I-SBAR-C で伝達できる）を上げるためには事前学習が必要になります. シミュレーションの事前学習の目的は, ①「救急活動プロトコール」を暗記する, ②「救急活動プロトコール」の使い方がわかる, ③ シミュレーションで用いる「ツール」（「知識カード」など）の使い方がわかることの3つがあります(**表2**). 本書で3つの目的を達成し, シミュレーション学習に臨むようにしてください.

続いて, シミュレーションでの学び方について説明します. 救急活動のシミュレーション学習は従来から消防組織で行われてきた想定訓練（一定の手順を再生することを身体で覚えるために, 型どおりの手順を何度も繰り返すタイプの学習）とは異なります. また, 唯一の正解や, これができれば合格という基準が想定されているわけではありません. 合格・不合格という評価ではなく, 振り返りという方法を用いています.

救急活動のシミュレーション学習では「知識カード」と呼ぶツールを用い

表2　事前学習の項目

1.「救急活動プロトコール」の８つの段階の内容と順番を暗記する
2.「救急活動プロトコール」の８つの段階の使い方がわかる
3. シミュレーション学習で用いるツールの使い方がわかる （ツールは実際の救急活動でも使うことができます）

ます.「知識カード」は実際の救急活動においても活用できます. シミュレーション学習でツールの使い方を覚えることにより救急活動の質向上が期待できます.

❷ 指導者

今, 現場で活躍している救急隊員, 医師, 看護師が受けてきた教育（小中学校, 高等学校, そして医療者としての資格を獲得するまでの教育機関）の特徴は次のとおりです. 教師は決められた教科の内容を, 決められたやり方で教えます. 教える内容は教科の知識で, 教え方は学習者に知識を伝えるという方法です. 学習者に知識が伝わったかどうかはテストで評価します. テストで評価するのは, 教師が伝えた内容を学習者が記憶の中から探し出し再現できるかどうか, あるいは教師が作った唯一の正解に到達できるかどうかの技能でした. このような教育の方法は「伝統的な知識伝達型の教育」と呼ばれています. この教育の特徴は, 教師は知識を与える存在で学習者は知識を受動的に与えられる存在だという暗黙の了解があることで, 21 世紀の社会ではこのタイプの教育は役に立たないと考えられています.

これまでに伝統的な教育を受けてきた私達には, 指導する立場に立った時, 自然と教壇の上の教師になって知識を受講者に与えるタイプの指導をしてしまう習性を学校教育の中で獲得しています.

指導者用ワークブックではこの習性の発現を抑え, 受講者が主体的に生き生きと考え, 行動し, 自ら振り返る学習をどうやって支援するかの方法について説明します. また, 受講者が利用するツールの使い方の学習と振り返りを支援する方法についても説明します.

❸ 通信指令員

通信指令員用のワークブックは，JRC 蘇生ガイドライン 2015 で変更になった項目の説明と，ガイドラインを使った受信の仕方・胸骨圧迫の必要性の判断などを独習形式で学べるように工夫しました．

A

受講者用ワークブック

1. 事前学習：「救急活動プロトコール」を暗記する
2. 事前学習：「救急活動プロトコールの台本」を使う
3. 事前学習：「知識カード」を利用する
4. シミュレーション学習の方法
5. 「病態カード」と「心停止マップ」

本書は『スクリプトで学ぶ救急活動プロトコール』の書を用いた独習を前提にしています．

A-1 事前学習：「救急活動プロトコール」を暗記する

シミュレーション学習の準備を整えるために，**表1**（シミュレーション学習で使用する救急活動プロトコールの台本）を参照しながら次の作業を行ってください．

まず，「救急活動の８つの段階」（**図2**）を次の方法で頭に入れてください．頭に入れる方法は図を直接に暗記するのではなく，いつも行っている救急活動の手順を思い出しながら**図2**の１から８までの活動に分類できることを確認してください．次に，知識カード「救急活動の８つの段階」（**表3**）のそれぞれの段階で行うことの説明をよく読んで，８つの段階のそれぞれで行う項目をおおよそ暗記してください（この知識カード「救急活動の８つの段階」は次のクイズとシミュレーション学習で使います）．

確認作業が終わったら，**図2**と**表3**を見ないでクイズ１を行います．クイズ１に正解できたらクイズ２，クイズ３に進みます．クイズ２と３では

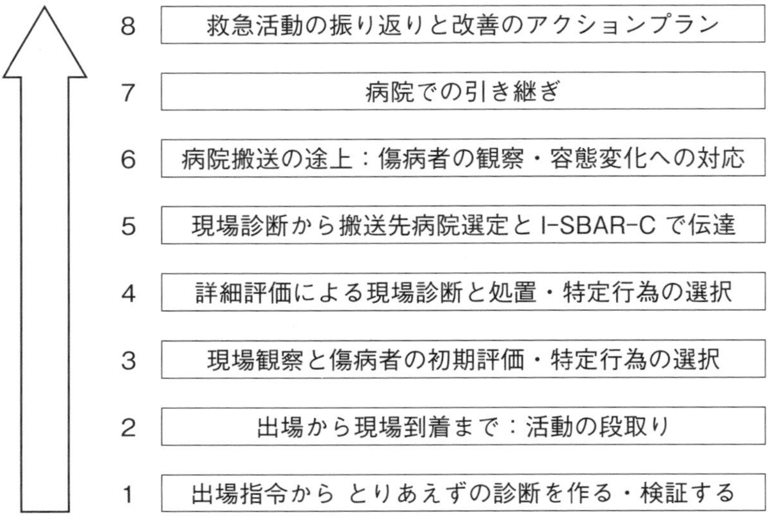

8　救急活動の振り返りと改善のアクションプラン
7　病院での引き継ぎ
6　病院搬送の途上：傷病者の観察・容態変化への対応
5　現場診断から搬送先病院選定とI-SBAR-Cで伝達
4　詳細評価による現場診断と処置・特定行為の選択
3　現場観察と傷病者の初期評価・特定行為の選択
2　出場から現場到着まで：活動の段取り
1　出場指令から とりあえずの診断を作る・検証する

図2　救急活動の８つの段階

表３　知識カード「救急活動の８つの段階」

８つの段階	それぞれの段階で行うこと
8. 振り返り	病院診断と現場診断の違い・臨床推論のズレ，医師への引き継ぎでの意見交換を基に，救急活動１から７を振り返る．改善プランを策定する
7. 医師への引き継ぎ	I-SBAR で引き継ぐ．病院での診療による病院診断と現場診断を比較し，現場診断に至る臨床推論のプロセスを振り返る
6. 搬送途上	急な容態変化を予測し隊員で共有しておく．一次評価を継続し，変化があれば詳細な評価を行い，容態を安定化する
5. 病院選定と伝達	初期評価と詳細な評価から病院選定を行う，現場診断を基に診療科を選定する．ファーストコールは I-SBAR-C で行う
4. 詳細な評価と処置	臨床推論で現場診断にたどり着く．SAMPLER/OPQRST での問診が基本．鑑別診断のルール・イン，ルール・アウトを繰り返し現場診断を作る
3. 現場観察と初期評価	安全を確認．傷病者を見て「意識あり・意識なし」を判断する．接触したら初期評価を始める．意識あり：ABCDE，意識なし：心停止の認識
2. 現場到着まで	とりあえずの診断に対し，プランＡとその段取り，プランＢとその段取りをつける
1. 出場の準備	状況，119 番通報の内容と出場指令から，救急隊のとりあえずの診断を作る

A：airway（気道評価），B：breathing（呼吸評価），C：circulation（循環評価），D：dysfunction of CNS（中枢神経障害，意識評価），E：exposure & environmental control（脱衣と体温管理，体表の状態）．

表１と表３を参照しながら行います．

❶ クイズ１

クイズ１　次の図の□に正しい番号（順番）を記入し「救急活動の８つの段階」を完成せよ．記入したら知識カード「救急活動の８つの段階」で確認すること（自己評価）．

番号を記入する速度が向上するまで何度か繰り返すこと．円滑にできるようになったらクイズ２に進む．

クイズ1　□に正しい番号（順番）を記入せよ.

↑

- □ 医療チームに引き継ぐ
- □ 病院到着までの容態観察
- □ 救急活動の振り返り
- □ 安定・不安定の判断
- □ 搬送先病院選定と伝達
- □ 現場診断の組み立て
- □ とりあえずの診断を考える
- □ プランAとBを組み立てる

❷ クイズ2

クイズ2　救急活動の段階で<u>誤っている</u>項目を選べ（複数選択可）.

① 「出場の準備」

a. 通信指令員の判断からそのままとりあえずの診断を作る.

b. 通信指令員の判断とは別に救急隊のとりあえずの診断を作る.

c. とりあえずの診断の妥当性を何度も検証する.

d. とりあえずの診断は隊長が1人で作る.

② 「現場到着まで」

a. 現場到着までに活動の段取りをつけておく.

b. 心停止が予測される場合には胸骨圧迫の質管理の担当を決めておく.

c. とりあえずの活動プランを考え手順を確認しておく.

d. 最悪の事態が起こる確率は低いので活動プランは考えなくてよい.

③ 「現場に到着したら」

a. 現場を観察し救急隊員の安全を確認する.

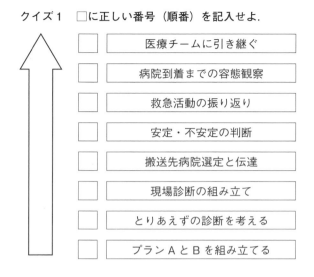

b. 感染防御措置を講じる.
c. 傷病者に近づきながら目で見て「意識がある」か「意識がない」かを判断する.
d. まず初期評価としてバイタルサインを測定する.

④ 「詳細な評価と処置」
a. 病歴の聴取，バイタルサインの測定，身体診察が含まれる.
b. 臨床推論は隊長が行う.
c. 情報が得られるたびに臨床推論を更新する.
d. 現場診断の精度を高める.

⑤ 「搬送先病院選定と伝達」
a. SBAR の S では，傷病がどのようにして起きたのかの経過を伝える.
b. B では，119 番通報することになった傷病者の背景と経過について伝える.
c. A では，緊急度と重症度判断の根拠になった数値や所見を伝える.
d. 医師から搬送中の指示があった場合にはこれを復唱して確認する.

⑥ 「搬送途上」
a. 傷病者・家族の不安を解消するよう努める.
b. 傷病者の初期評価を継続する.
c. 容態変化があれば，まず血圧測定を行う.
d. 容態変化があれば，まず反応を確認する.

⑦ 「医師への引き継ぎ」
a. まず傷病者の状態を簡潔に伝える（SBAR の S).
b. 現場診断の根拠を伝える.
c. 救急診療による診断とその根拠を確認する（望ましい行動).
d. 医師の質問にだけ答える.

⑧ 「振り返り」

a. 現場診断が当たったかどうかを確かめる.

b. 現場診断に至る臨床推論のプロセスを振り返る.

c. 現場診断と医師の診断と食い違う場合は臨床推論の違いを振り返る.

d. 次はこうしようという改善プランを作る.

クイズ２の解説

① 「出場の準備」

出場指令は状況と119番通報の内容から通信指令員が組み立てた判断を伝えるものです．そのとおりのことが現場で起きているとは限りません．出場指令の精度（確かさ，信頼性）は通信指令員の知識・経験により異なります．救急活動の結果に責任を負う救急隊は，出場指令の内容を検証し，自分達自身で「現場ではこんなことが起きているのではないか」というとりあえずの診断を作ることを習慣にするといいでしょう．

正解　a，d.

② 「現場到着まで」

現場に到着するまでの時間を活用し，現場活動の段取りをつけておきます．心停止が予測される場合には質の高いCPR（心肺蘇生法）を行うために，胸骨圧迫の質管理の担当や時間管理の担当を決めておきます．とりあえずの診断に基づいて，とりあえずの活動プランを作り救急隊でその手順を確認しておきます．もしかすると最悪の事態になっているかもしれません．人間は不意を突かれるとパニックに陥ってしまい，妥当な思考・行動ができなくなります．そういった事態を避けるため，とりあえずのプランに加え，確率は低くても最悪の事態に対する活動プランも考えておきます．

正解　d.

③ 「現場に到着したら」

まず現場を観察し救急隊員の安全を確認し，必要な感染防御措置を講じていることを確認します．傷病者に近づきながら目で見て「意識がある」か「意識がない」かを判断します．傷病者を見て，目を開けている，表情がある，息をしている，自分で姿勢を保っていることが確認できれば，とりあえず「意識はある」と判断し，初期評価（気道，呼吸，循環，中枢神経，外表の異常を感覚的に評価する）を開始します．傷病者を見て，目を閉じている，表情がない，自分で姿勢を保てずぐったりしているという状況が確認できれば，とりあえず「意識なし」と判断し，反応の確認から始まる心停止の認識を開始します．初期評価は目で見て，耳で聴いて，鼻で嗅いで，手で触って，傷病者の気道の異常の有無，呼吸の異常の有無，循環の異常の有無，中枢神経の異常の有無，外表の異常の有無を感覚的に評価します．血圧計などの器具を用いて行うバイタルサインの測定は初期評価ではなく，詳細な評価（二次評価）に含まれます．救急隊が傷病者に接触し，隊長が初期評価を行いながら，同時に隊員が詳細な評価としてバイタルサインを測定する場合があります．

正解　d.

④ 「詳細な評価と処置」

詳細な評価には病歴の聴取，バイタルサインの測定，身体診察と簡単な検査（SpO_2 値の測定，血糖値の測定）があります．臨床推論は病歴の聴取に始まります．現場診断を更新しながら，現場診断の精度を高めるために身体診察を行います．バイタルサイン，検査結果は臨床推論による現場診断の根拠になりますが，バイタルサインが臨床推論を前に進めるわけではありません．臨床推論は救急隊全員で行います．隊長，隊員，機関員がそれぞれ推論を行い，情報の共有化と建設的なディスカッションを通して現場診断の精度を上げ，傷病者が必要とする救急診療が受けられるように病院・診療科の選定を行います．臨床推論は新しい情報が得られるたびに更新します．病歴，バイタルサインなどの情報を集め，最後に考えるわけではありません．その場その場で評価・判断を更新していきます．詳細な評価は現場診断の精度を高めるために行います．

正解　b.

⑤「搬送先病院選定と伝達」

SBAR について説明します．

Situation（状況）：日本語で状況というと，「早朝ジョギングをしていたところ急に胸の辺りが重くなったため帰宅し…」というように時間軸に沿って出来事を並べた記述を思い浮かべますが，SBAR の situation（状況）は傷病者に起きている問題を結論として一言で表現します（「こんな危機的な状況がある」ことを簡潔に伝える）．

Background（背景）：主に SAMPLER の E（イベント）に相当します．119 番通報することになった傷病者の背景と経過について伝えます．現場診断に関連する基礎疾患や既往歴があれば言及してもいいでしょう．バックグラウンドをうまく伝達するポイントは，「今現在」に時間的に近接する事実から伝達を始めることにあります（「今」を起点に過去に遡る．過去から「今」までの出来事を並べない）．

Assessment（評価）：初期評価と詳細な評価の主な所見，緊急度と重症度判断の根拠になった数値や所見を伝えます．

Request（依頼内容）：病院への収容依頼を伝えます．

場合によっては搬送中の処置について医師から指示があるかもしれません．医師から指示があった場合はその指示を復唱し「…をする，ということですね？」と一言確認しておく必要があります．これを Confirmation（確認）と呼びます．

SBAR を開始するにあたって，まず伝達者の所属や氏名を述べますが，これは Identify（同定する）と呼ばれます．

このように SBAR は，その前後に Identify と Confirmation が加わるので，I-SBAR-C（読み方は，アイ・エスバー・ク）と呼ばれることがあります．

正解　a.

⑥「搬送途上」

搬送途上では傷病者と家族の不安を解消するとともに，元気づけ・励ましを行います（必要に応じて）．また，傷病者の容態の変化を予測し，変化への対応プランを作っておくことも重要になります．病院搬送中は傷病者の容態変化を連続的にモニタし，初期評価で変化を疑ったらすぐに問題を発見する行動を実行します（一次救命処置の初動と同じ）．問題を発見したら，問題に応じた解決策を選択し実行します．

容態変化があれば，まず呼びかけ反応を確認します．心停止でないことを確認したら血圧測定など詳細な評価を開始します．

正解　c.

⑦「医師への引き継ぎ」

まず傷病者の状態を簡潔に伝えます（SBAR の S）．続けて現場診断の根拠を伝えます．救急医療チームの診療を手伝ったり，見学することもあるかもしれません．可能であれば救急診療による診断とその根拠を確認して救急隊が組み立てた現場診断と比べ，診断が一致していれば救急隊の臨床推論は妥当だと考えてよいでしょう．診断が食い違っている場合は，臨床推論のどの過程で推論がずれたのかを確認し，その原因を分析します．疾患の知識がなかった，情報の解釈が違っていた，病歴の取り方が十分でなかった，病歴の解釈が違っていた，などの分析を行い，次の救急活動を改善する教訓を引き出します．現場のことは救急隊が一番よく知っていますから，現場での臨床推論や現場診断について医師と積極的に対話するとよいでしょう．医師の質問にだけ答えるのでは学習になりません．

正解　d.

⑧「振り返り」

救急活動が終わったら，救急活動のプロセス（臨床推論と一連の行動）と傷病者の予後に与える影響（その病院・その診療科が最適だったか，傷病者の緊急度・重症度，現場診断に対応した診療で予後改善や救命が期待できるか）を振り返ります．

救急活動で「よくできたこと」と「うまくできなかったこと」を明確にし，よくできたことについては何が良かったのか（なぜできたのか）を確認し，うまくできなかったことについてはなぜできなかったのかを明確にしたり，できなかった原因を推測します．次に，できなかったことについて，どうすればできるようになるかの方法を考え具体的な改善プランを作ります．改善プランをシミュレーションで練習し，実際の救急活動で実行してみて，その方法で改善できたかどうかを検証します．このサイクル（PDCA サイクル）を繰り返すことが救急活動を改善していきます．現場診断が当たったかどうかは振り返りの直接の目的ではありません．

正解　a.

❸ クイズ 3
救急活動を 8 つの段階でシステム的に行うことの利点

クイズ 3 は記述問題です．以下に，あなたが考える「救急活動を 8 つの段階でシステム的に行うことの利点」について記述してください．箇条書きでも構いませんし，これまでの活動の仕方と違う点などを書いていただいても構いません．救急活動をシステム的に行うことで傷病者の予後や救命率にどのような影響を及ぼし得るのかについても，あなたの考えを記してください．

このクイズには正解や答えはありません．

シミュレーション学習を修了した時点であなたの記述を読み返し，追加することがあれば付け足してください．そして，救急活動プロトコールを用いた救急活動の効果などについて，ほかの受講者と考えを交換し共有してください．

（記述欄）

A-2 事前学習：「救急活動プロトコールの台本」を使う

この項では，救急活動シミュレーション学習の幹となる「救急活動プロトコールの台本」の使い方を確認したいと思います．詳細は『スクリプトで学ぶ救急活動プロトコール』の書を参照してください．

ここでは，シミュレーションで効果的に学ぶために必要な台本の使い方を救急活動の段階ごと（「1. 出場指令」から「5a. 救命救急センターの選定と伝達」まで）に簡単に説明し事例を挙げ，さらにクイズとシナリオで使い方を確認してください（表4）．

❶ 出場指令

1　出場指令を受けて出場するまでに行うこと

地域性，季節，天候，時間帯などの状況と出場指令の内容を検証し，臨床推論のスタート時点となるとりあえずの診断を作る〔これまでの知識と経験から「肺炎じゃないかな」というように疾患名や病態（ショックなど）を挙げる〕．

表4　「事前学習：「救急活動プロトコールの台本」を使う」の学習方法

項　目	学習の目的
1 「…行うこと」 ルールとして行うこと	各段階で行うことを一般論として記述しました．暗記してください
2 事　例	1 の内容を具体的な事例を用いて示しました（例：デモンストレーション）
3 クイズ	1 の内容について理解・記憶を確認するクイズ（質問）です
4 シナリオ	2 の事例のように，一般論である 1 をシナリオの状況で使えるかどうかを確認する練習です
5 クイズ・シナリオの答えと解説	3 クイズと 4 シナリオの答えと解説です

2 事 例

8月の暑い日の夜．82歳男性が自宅トイレ内で意識障害．とりあえずの診断を「Ⅲ度熱中症」と考え，現場に到着したら自宅内の温度・湿度を感じ取る，触診で熱感を感じ取る，火照るように熱く汗をかいていなければ（皮膚乾燥）Ⅲ度熱中症の可能性が高いと判断するという段取りを隊員と共有する．

3 クイズ

出場指令を受けて出場するまでに行うことを2つ述べよ．

4 シナリオと質問

出場指令：1月の寒い日の夜．84歳女性が自宅トイレ内で意識障害．失禁あり．既往歴は高血圧・糖尿病．

質問1 出場指令を受けた救急隊として行うことを2つ挙げよ．

質問2 とりあえずの診断を挙げ，現場活動の手順を述べよ．

5 クイズ・シナリオの答えと解説

クイズの答え

出場指令を受けて出場するまでに行うことは次の2つ．

とりあえずの診断を作る・病態を考える．

とりあえずの診断・病態を仮定した時に，まず現場で行う手順を決めておく．

シナリオの解説

質問1 の答え

とりあえずの診断を挙げること．

とりあえずの診断に従って，現場でとりあえず行う行動の手順をチームで共有しておく．

質問2 の答え（例）

とりあえずの診断は脳卒中と考え，現場活動の手順として初期評価に続いて呂律障害，片麻痺，顔面麻痺を観察することを確認する．

❷ 現場到着まで

1　出場して現場到着までに行うこと

とりあえずの診断に対する現場活動プラン（プランA）を立案し，段取りをつけチームで共有する．プランAの予想が悪いほうに外れた場合に備え，最悪の事態を想定しプランBを立案する．プランBの段取りも確認しておく．

2　事　例

48歳男性，喉頭腫瘍で放射線治療中．回転寿司で突然呼吸困難．とりあえずの診断は異物による上気道の不完全閉塞．現場到着したら直ちに迅速にハイムリック法を行う．これがプランA．プランBは窒息から呼吸原性の心停止．段取りは喉頭展開し異物除去を試みる．異物除去できなければ気管内チューブを用いた気道確保を行う．段取りは隊長が口頭指示，機関員は挿管の準備，隊員は1人法CPRを行いながら説明と同意を得る．

3　クイズ

①プランAを立案する目的とその内容について説明せよ．

②プランBを立案する目的とその内容について説明せよ．

4　シナリオと質問

32歳女性，右下腹部痛と嘔吐を訴え119番通報．

プランAとプランBを立案し，それぞれ現場活動の段取りをつけよ．

5　クイズ・シナリオの答えと解説

クイズの答え

このクイズに唯一の正解はありません．解答例を次に示します．

①プランAを立案する目的は，接した傷病者にとりあえずの診断が当てはまった場合，救急活動を効果的（適切な行動がとれる）・効率的（無駄な時間がない）に実施すること．プランAの内容として，救急活動の方針

(不安定なら救命処置を行い，詳しい評価は最小限にとどめ，10分で現場離脱など）を共有する，隊長，隊員，機関員の役割を決める，などがある．

②プランBを立案する目的は，不測の事態を予測しその場合の救急活動の手順を考えることで，不測の事態に遭遇した時の思考と行動を円滑化すること．プランBの内容として，救急活動の方針（外傷による出血性ショックで血圧が低下していたら，すぐに車内収容し救命救急センターを選定し搬送）を共有する，隊長，隊員，機関員の役割を決める，などがある．

シナリオの解説

このシナリオに唯一の正解はありません．考え方の例を次に示します．

プランAは急性虫垂炎．安定していることを初期評価で確認し，詳細な評価で臨床推論（虫垂炎）のルール・イン，ルール・アウトを行い精度を高める．

プランBは産婦人科の緊急症（卵巣軸捻転，子宮外妊娠の破裂，出血性ショックなど）．初期評価で不安定なら急いで詳細な評価を行う．初期評価でショックならプランBに基づいて行動する．ショックで不正出血があれば子宮外妊娠の破裂を考え，ショックに対する輸液を行う．隊長は指示要請，機関員は輸液の準備，隊員は説明と同意を得る．

❸ 現場観察と傷病者の初期評価

1 現場観察と傷病者の初期評価で行うこと

現場の観察を行い救急隊の安全を確認する．安全を確認したら傷病者に接近し「意識あり」か「意識なし」かを判断する．「意識がある」傷病者には初期評価を行い，気道緊急，呼吸障害，ショック，意識の変容，外表の異常を迅速に評価し，救命処置の適応があると判断したら直ちに実行する．救命処置を実行したら詳細な評価を開始する．「意識なし」の傷病者ではまず反応を確認する．反応がなければ心停止か否かを判断し，判断に応じた救急活動を選択し実行する．

2 事　例

56歳男性，痙攣発作を起こしているとのことで救急車要請．プランAはてんかん発作，プランBは脳内出血から心停止．現場は安全で傷病者を見ると痙攣はなく目を閉じぐったりしているので「意識なし」と判断．傷病者に接触したので「大丈夫ですか？」と肩をたたきながら呼びかけると開眼し，非心停止と判断．初期評価を開始した．気道狭窄音はないので気道の異常なしと判断，呼吸は胸の上がりが見え呼吸困難はないので正常と判断，顔色は良く橈骨動脈もすぐに触知できたので循環の異常はないと判断，覚醒しているが質問に答えられないので意識障害と判断，衣服の上からは見たところ外表の異常はない．初期評価では意識障害はあるが救命処置の必要はないと判断．詳細な評価を開始した．

3　クイズ

クイズ１　現場の安全を確認した後，傷病者に接近しながら初期評価を開始する前に，目で見て確認することは何か．

クイズ２　現場の安全を確認し傷病者に接近しながら傷病者を見たら，閉眼し，表情はなく，体はぐったりしていた．この状態を一言で述べよ．

4　シナリオと質問

48歳男性，運動をしていて息苦しさを訴えた後，突然卒倒した．呼吸あり．現場の安全を確認後，傷病者に近づいていくと閉眼し，表情がなく，ぐったりしているのが見えた．

質問１　見た情報からこの状態を判断せよ．

質問２　質問１に続いて取る行動を説明せよ．

5　クイズ・シナリオの答えと解説

クイズの答え

クイズ１の答え

現場の安全を確認した後，傷病者に接近しながら初期評価を開始する前に目で見て確認することは，「意識あり」または「意識なし」の判断．意識があるかないかの判断は自発開眼の有無，表情（表情がある・ない），姿勢（姿勢が取れている・ぐったりしている）の視覚的な情報から行う．「意識あり」と判断したら，傷病者に接触し「どうしましたか？」と問いかけながら初期評価を開始する．「意識なし」と判断したら，傷病者に接触し「わかりますか？」と反応を見る．反応がなければ心停止の認識を行う．

クイズ2 の答え

現場の安全を確認し傷病者に接近しながら傷病者を見たら，閉眼し，表情はなく，体はぐったりしていた．「意識なし」と判断し，傷病者に接触したら「大丈夫ですか？」と大きな声で呼びかけ，反応を見る．

シナリオの解説

質問1 の答え

「意識なし」と判断する．傷病者に近づきながら「意識なし」と判断したら，傷病者に接触し，まず反応の有無を確認する．

質問2 の答え

傷病者に近づきながら見ると，閉眼し，表情がなく，ぐったりしていたら心停止による「意識なし」を疑い，傷病者に接触したら，まず刺激を与え（「大丈夫ですか？」と呼びかける，肩を揺すりながら「わかりますか？」と問いかけるなど），刺激に対する反応を見る．反応があれば非心停止と判断し初期評価を開始する．反応がなければ気道を確保し自発呼吸の有無を評価する．自発呼吸があれば非心停止と判断する．自発呼吸がなければ心停止と判断する．

❹ 詳細な評価（二次評価）と処置

1 詳細な評価と処置で行うこと

現場診断を組み立てる．SAMPLER，OPQRST などを用いた問診で何が起きたのかを臨床推論し，バイタルサイン，身体診察，簡単な検査で現場診断の確かさ・緊急度・重症度を判断する．現場診断と緊急度・重症度から救命救急センター（5a）または二次救急病院（5b）を選択する．

2 事 例

10月の日曜日の午後．52歳男性，高血圧，糖尿病，狭心症で二次救急病院（緊急カテーテルに対応，現場から10分）にかかりつけ．SAMPLER：

胸が締めつけられる，アレルギー歴はない，既述した病名で内服治療中，お昼ご飯は普通に食べた，階段を上っていて胸が締めつけられる感じがあり，ニトロ舌下錠を服用したが治らない，喫煙 1 日 1 箱．OPQRST：急に，楽にならない，締めつけられる，放散なし，7/10，20 分．

意識清明，血圧 150/100 mmHg，心拍数 90 回/分，呼吸数 12 回/分，体温 36.6℃，SpO_2 98%（ルーム・エア）．初期評価で非ショック．外頸静脈の怒張なし，呼吸音は聴診で異常なし，下腿の浮腫なし．

救命救急センターも緊急カテーテルに対応，現場から 30 分．

現場診断：ニトロの舌下錠で改善しない狭心症．心筋梗塞を発症しているかもしれない．バイタルサインは安定している．心筋梗塞を考えればいつ心室細動を起こすかわからないので不安定として対応する．緊急心臓カテーテル治療にも対応し搬送時間が短いかかりつけの二次救急病院を搬送先病院に選定した．

3 クイズ

クイズ 1 「詳細な評価と処置」の段階の目的は何か．

クイズ 2 臨床推論を進める上で最も重要な詳細な評価は何か．

4 シナリオと質問

8 月平日の午後 6 時．46 歳女性，腹痛で救急車要請．現場は安全，傷病者は軽度の肥満．初期評価でＡＢＣＤＥに異常なし．SAMPLER：お腹の右の上側が痛い，アレルギーなし，血圧を下げる薬と血糖を下げる薬，高血圧と糖尿病で外来通院している以外に病気はない．E：お友達とホテルのレストランでランチ．好きな肉類を食べた．途中から「お腹が変だな」と思ったが最後まで参加した．帰宅し次第に痛くなったが「治るだろう」と様子を見ていた．娘が帰宅し，痛がっているので心配して救急車を要請した．

質問 1 現場診断として何を考えるか．その根拠を述べよ．

質問 2 現場診断の精度を上げるために行う身体診察について述べよ．

5 クイズ，シナリオの答えと解説

クイズの答え

クイズ1 の答え

「詳細な評価と処置」の段階の目的は現場診断を組み立て，I-SBAR-C で病院にファーストコールすること．

クイズ2 の答え

臨床推論を進める上で最も重要な詳細な評価はSAMPLER，OPQRSTなどを用いた病歴の聴取．病歴の聴取からの鑑別診断を挙げ，その診断の確からしさ（確率）を高めたり，あるいは低めたりするために客観的な情報（バイタルサイン，身体所見，検査）を利用する．

シナリオの解説

質問1 の答え

例えば胆石症．根拠は中年女性，軽度肥満と油濃いものを食べたことをきっかけに発症しているから．胆石症以外の疾患でもいいが，根拠を挙げられることが重要（根拠のない思いつきではなく）．

質問2 の答え

右上腹部（右季肋部）の診察で胆石を疑った場合，Murphy（マーフィー）徴候（胆石症，胆嚢炎の腹部所見）が重要になる．吸気時に右季肋部を押さえると呼吸が止まる（吸気に従って炎症のある胆嚢が右季肋部より下に移動すると手で押さえられているため痛みを感じ反射的に吸気を止める）とMurphy 徴候陽性．これ以外に右季肋部の圧痛，右側胸部の叩打痛などがあれば右上腹部の炎症（胆石症など）の可能性が高まる．

⑤a 救命救急センターの選定と伝達

1 救命救急センターの選定と伝達で行うこと

現場観察で傷病の発生様式（深夜のバイパスでの衝突事故なら高エネルギー外傷，自宅階段の下に倒れている高齢者なら疾病先行の転落，夏の夜蒸し暑い部屋なら熱中症など）を推論し，重症度を予測する．傷病者の初期評価から緊急度を判断する．緊急度が高ければ処置を行いながら詳細な評価を短時間で行う．なぜ，どのようにして，こうなったのかを最低限の情報

（現場観察を含め現場で得られる情報のみ）を基に推論する．伝達はSBARを用いて簡潔に行う．状況（situation）：年齢・性別，緊急度の高い病態・現場診断を伝える．背景（background）：なぜ，何をしていてそうなったのかを簡潔に伝える．評価（assessment）：緊急度・重症度を判断した根拠（バイタルサイン，身体所見）を伝える．要請・搬送依頼（request）：救命救急センターに搬送したい旨を伝える．

2　事　例

56歳男性，2階建て自宅の屋根を修理していて地面に墜落し119番通報．現場到着すると，家庭菜園の中に傷病者が仰臥し荒い呼吸で「痛い」と言っている．「どうしましたか？」と聞くと「屋根から落ちた」，息は荒く（大きく）・速い，顔色は良い．右側胸部に握雪感と軋轢音あり．呼吸音は右減弱．血圧は100/80 mmHg，心拍数120回/分，呼吸回数30回/分，SpO_2 97%.

現場診断：緊張性気胸，救命救急センターを選定．

伝達：以下にSBARでの伝達例を記す．

状況：56歳男性，現場診断は緊張性気胸です．

背景：自宅2階の屋根から誤って家庭菜園に墜落したもの．

評価：意識は清明で，会話可能．右側胸部に握雪感と軋轢音あり．呼吸音は右減弱．血圧は100/80 mmHg，心拍数120回/分，呼吸回数30回/分，SpO_2 97%です．

要請：救命救急センターでの受け入れを要請します．

3　クイズ

SBARを用いてファーストコールする場合，

クイズ1　状況（situation）で伝える内容を説明せよ．

クイズ2　12月の日曜日の午後3時．48歳男性，運動中に胸痛が発症した．初期評価でショックと診断．SAMPLERで次の情報を得た．救命救急センターへの搬送依頼で行う伝達で，省略してもよい情報はどれか．

S：急に胸が苦しくなり，今も圧迫されたような感じがする．

A：特になし．

M：高血圧と糖尿病の薬は飲んでいる．詳しいことはわからない．
P：小学生の時に虫垂炎で手術．中学生時代に自転車で転んで右鎖骨骨折．
L：昼食にコーヒーとサンドイッチ．
E：テニスをしようと思い，ウォーミングアップにコート周囲を走っていたら急に胸が痛くなった．
R：タバコは 20 歳から吸い始め 35 歳の時に止めた．酒は付き合い程度．

4 シナリオ

8 月平日の午後 7 時．脳梗塞の後遺症で自宅療養中の 74 歳女性がぐったりしていると 119 番通報．現場は一戸建て住宅の 1 階，暑く湿度が高い．傷病者は介護用ベッドに仰臥しぐったりしている．「わかりますか？」と呼びかけても反応なし．胸の上がりはよく見え「ハァハァ」という音が聴こえる．橈骨動脈を触れると皮膚は乾燥して熱く，脈は弱い感じで速い．頬は紅潮し触れると乾燥している．血圧は 90/60 mmHg，心拍数 100 回/分，呼吸回数 30 回/分，SpO_2 97%．呼吸音正常，左片麻痺，瞳孔は左右同円・対光反射は迅速．

以下は家族（長男）からの情報聴取の内容．

なぜ 119 番通報したのか：家族は傷病者と 2 人住まい．仕事中に傷病者の安否を確認するため，定期的に電話をかけている．お昼休みには電話に出たので，クーラーをつけて水分を摂るように伝えた．午後 4 時には電話に出なかったが「寝ているのかな」と思い放置した．帰宅するとベッドの上でハァハァしていて呼んでも応えがないので 119 番通報した．

これまでの病気:50 歳頃から高血圧で近くの医院に通院していた．60 歳の頃，頭痛と吐き気で市立病院に救急車で受診し「ひどい高血圧だ」と言われ入院した．その後は市立病院にかかっていた．「心房細動もある」と言われ薬を飲んでいた．6 年前に脳梗塞になり市立病院で治療を受け，しばらく通院していたが，去年から自宅で介護を受けている．

飲んでいる薬：高血圧の薬，心房細動の薬，便秘の薬，血液をサラサラにする薬，目薬と皮膚の塗り薬を使っている．

食事：朝は自分が食べさせるが，昼はヘルパーが世話をしてくれる．夜は自分が食べさせる．昼のヘルパーの記録を見ると少量食べたようだ．

現場診断はⅢ度熱中症で搬送先病院として救命救急センターを選定．

次に，SBAR での伝達内容を記す．

状況：74 歳女性，Ⅲ度熱中症の疑いです．

背景：50 歳頃から高血圧で近くの医院に通院していましたが，60 歳の頃，頭痛と吐き気で市立病院に救急車で受診し，それ以降市立病院にかかっています．「心房細動もある」と言われ薬を飲んでいます．6 年前に脳梗塞になり市立病院で治療を受け，去年から自宅で介護を受けています．高血圧，心房細動，便秘，血液をサラサラにする薬などを服用しています．

同居している長男の方がいつも仕事場から安否確認の電話をされていますが，昼の電話には応答があり，午後 4 時には電話に出なかったそうです．帰宅すると，ベッドの上で呼吸困難で意識障害があり 119 番通報したそうです．

評価：意識はジャパン・コーマ・スケール（JCS）でⅢ－100 で呼吸困難があります．皮膚は火照っていて体温はうまく測れません．血圧は 90/60 mmHg，心拍数 100 回/分，呼吸回数 30 回/分，SpO_2 97% です．

要請：救命救急センターでの受け入れを要請します．

質問 1　この伝達を改善せよ．

質問 2　改善の根拠を述べよ．

5　クイズ・シナリオの答えと解説

クイズ 1 の答え

状況（situation）で伝える内容は，傷病者は何歳の男性・女性なのかと，現場診断および心停止への近接性（呼吸障害，ショック，呼吸不全，ショックによる血圧低下など）．

クイズ 2 の答え

緊急度・重症度が高い傷病者で三次救急医療機関を選定する場合の SBAR は簡潔なほど良い．伝達のポイントは，今どんな状況にあるのかと，なぜそうなったのかの因果関係（臨床推論）が想定できる情報を選別し，医師に提供すること．「今」を起点に，因果関係に関連する過去にさかのぼり情報を伝える．遠い過去の情報を伝える必要性は低い．したがって，P：小学生の時に虫垂炎で手術．中学生時代に自転車で転んで右鎖骨骨折の情報は省略してよい．R：タバコは20歳から吸い始め35歳の時に止め酒は付き合い程度も省略可能．

質問1 の答え

改善例を次に示す．

状況：74歳女性，Ⅲ度熱中症の疑いです．

背景：脳梗塞後遺症で自宅療養中．安否は長男が定期的な電話で確認していた．昼の電話には応答したが，午後4時の電話には応答なし．クーラーは使われておらず，蒸し暑い中にいたようです．午後7時前に帰宅し，呼びかけに応答がないため119番通報した模様．

評価：意識はJCSでⅢ－100で，脳梗塞による左片麻痺あり．皮膚は乾燥し火照っています．体温は測定上限の41℃を超えています．血圧は90/60 mmHg，心拍数100回/分，呼吸回数30回/分，SpO_2 97%です．

要請：救命救急センターでの受け入れを要請します．

質問2 の答え

改善の根拠は，省略した部分が医師の臨床推論に（救命救急センターの医師が三次救急患者として受け入れる妥当性を判断する上で）必須ではないため．

A-3 事前学習：「知識カード」を利用する

シミュレーション学習はさまざまな「知識カード」を学習の道具として用いて行います．「知識カード」の一覧を表5に示します．慣れないうちは知識カードを使いながらシミュレーション学習を行ってください．

「知識カード」の目的は，救急活動の8つの段階のそれぞれで行う考える作業を助けることにあります．シミュレーションをしていて何をすればいいのか思い出せない時，どうすればいいのか使い方が不確かな時は「知識カード」を見て何をすればいいのか，どうすればいいのかを確認したり思い出してください．

「知識カード」を使って，標準的な救急活動プロトコールの応用力を獲得していきます．そして「知識カード」を見なくてもシミュレーション（あるいは実際の救急活動）がうまくできた時，あなたの頭の中に「救急活動プロトコールの台本」がしっかりと根付いたと判断してよいでしょう．

「知識カード」はシミュレーションだけでなく，実際の救急活動でも活用できます．シミュレーションで「知識カード」の使い方に慣れ,「知識カード」を使って実際の救急活動を行うというサイクルを繰り返しながら，救急活動

表5 知識カードの一覧表

救急活動の8つの段階	使用するツール
8. 振り返り	「振り返りシート」
7. 医師への引き継ぎ	「医師への引き継ぎ」
6. 搬送途上	「継続観察シート」
5. 病院選定と伝達	「臨床推論シート」「I-SBAR-C」
4. 詳細な評価と処置	「SAMPLER」「OPQRST」
3. 現場観察と初期評価	「ズームイン・アセスメント」 「初期評価」
2. 現場到着まで	「プランA・プランB」
1. 出場の準備	「救急活動の8つの段階」

プロトコールを使った活動の仕方を習得していきます．

❶ 救急活動の8つの段階

シミュレーションを始める前（あるいは勤務に入ったら），まず救急活動全体のマップとして「救急活動の8つの段階」を思い出しましょう（**表1**，**表3**）．また，「それぞれの段階で行うこと」を確認し，頭の思考回路を救急活動シミュレーション用に整えます．

❷ とりあえずの診断とプランA・プランB（表6）

その日・その勤務帯の状況（地域性，季節，天候，時間帯，月末の金曜日，お祭りなどのイベント，救急現場の状況など），119番通報の内容と出場指令という与えられた情報と，救急隊員として経験したり勉強したことで獲得した既有の知識を基に「多分，○○だろう」（○○は疾患名）という具合にとりあえずの診断を思いつきます．思いついた・直感した，とりあえずの

表6　知識カード「とりあえずの診断とプランA・プランB」

	定　義	説　明
とりあえずの診断	状況，119番通報の内容と出場指令の内容，これまでの経験を統合し，直感的に考えた疾患名・病態．臨床推論の起点とする	臨床推論の技能がなければ思い込みエラーに陥る危険がある．臨床推論でルール・イン，ルール・アウトを繰り返すことで妥当な現場診断にたどり着く
プランA	とりあえずの診断に対する現場での初動プラン．活動方針と隊員の役割分担と初動の段取り	とりあえずの診断と緊急度・重症度の予測に対して，現場での活動プラン，特に初動のプランを立て共有する．役割分担と具体的な行動を確認する
プランB	その状況で考えられる最悪の事態に対する初動プラン．活動方針，隊員の役割分担と初動の段取り	プランAの説明に準ずる．人間は予測しない事態に直面すると，思考が止まり的確な判断が下せなくなる．このパニックを回避するためにプランBを考える

診断が今の情報に合うことをチェックし，疾患の知識としても妥当であれば，それをとりあえずの疾患に設定します．とりあえずの疾患を設定することで，そこを起点に臨床推論をスタートすることが可能になります．

とりあえずの診断とプランＡ・プランＢの定義と説明は「知識カード」（表6）を参照してください．

❸ ズームイン・アセスメント（表7）

現場に到着し，まず救急隊の安全確保を行います．救急隊に危険があれば現場に侵入する前に危険の排除を行います．

安全が確保されたら現場に入っていき傷病者に接近していきます．例えば，救急現場が一戸建ての居宅だった場合，ドアから入り居間で倒れている傷病者に接近していきますが，ドアから傷病者までは５ｍくらいの距離があるとします．廊下を通って行くと距離は３ｍに縮まります．居間に入るとあと２ｍ，さらに近づき１ｍ，そして傷病者に接近します．

表7　知識カード「ズームイン・アセスメント」

	生活環境	傷病者の空間	傷病者
1 m		傷病者空間内にあるタバコ，処方薬，飲食物などから傷病との関連を推理する	意識があれば初期評価を開始する．意識がなければ救命処置の場の確保をプランする
2 m		詳細な生活歴：飲食物，文化的なもの，掃除・整理具合から傷病との関連を推理する	開眼しているか，表情はあるか，姿勢は保たれているか，から「意識あり」「意識なし」を区別する
5 m	日頃の生活の様子を想像し傷病との関連を推理する．ペット，園芸用の薬物も傷病と関連する		
現場到着 安全確保	安全確保ができたら頭をズームイン・アセスメントに切り替える		

この例で言えば，5 m の距離感からはその距離感で観察できることがあります（これから通る廊下に置いてある障害物と搬出時における対応など）．3 m の距離感からは，その距離感で観察できることがあります（居間のドアが開いていて，その先に視認できる傷病者の様子など）．2 m の距離からは，傷病者が目を開けているのかどうか，表情はあるのか（普通の表情，苦しそう，虚脱している），姿勢は保てているのか（立っている，座っている，もたれている，ぐったりしている）から「意識あり」と「意識なし」を区別することができるでしょう．1 m の距離からは，傷病者の息に伴う異音やヒューヒューという呼吸音の異常が聴こえるかもしれません．そして，傷病者に接触したら初期評価を開始します．

これがズームイン・アセスメントです．ズームイン・アセスメントの要点を知識カードにまとめました（表7）．網かけの部分，例えば現場到着時点では，傷病者のアセスメントは通常行わないので適応がないためグレーで塗りつぶしてあります．

❹ 感覚を使った初期評価（表8）

傷病者を目視したら（傷病者から 2 m 前後の距離感で），自発開眼，表情，体の動きを観察します．目を閉じ，表情がなく，ぐったりとしていたら（随意的な体動がない）「意識がない」と判断します．自発開眼，表情がある（苦しそう，痛そう，普段どおりなど），あるいは体の動きがあれば「意識がある」と判断します．傷病者から少し離れたところで行うこの評価は，傷病者に接触して開始する初期評価の 2 つの方法を選択するために行う予備的な判断になります．

「意識がない」と判断し傷病者に接触したら，まず「大丈夫ですか！」などと刺激を与え傷病者の反応を評価します．目を開ける，返事をするなどの反応がなく，正常の呼吸がなければ，その傷病者は心停止と判断し救命処置を開始します．

一方，「意識がある」と判断し傷病者に接触したら，まず「どうしましたか？」と質問しながら気道・呼吸・循環の異常の有無の評価，初期評価を開始します．

表8　知識カード「感覚を使った観察の方法」

	目で見て 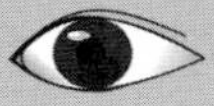	耳で聴いて 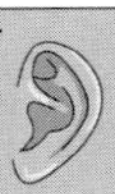	鼻で嗅いで 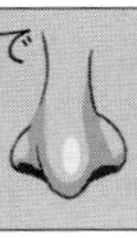	手で触れて 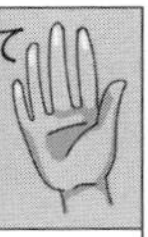
気道の評価法	呼吸に伴う胸と腹の動きが同調しているか，ギッコンバッタン・シーソー様の動きはないか	呼吸に同調して変な音が聴こえないか，ヒィーなど笛のような音が聴こえないか		鼻の孔，口に手を当て，空気の流れを感じるか
呼吸の評価法	肩で息をしたり，首（頸）の筋肉を使って息をしていないか，呼吸の速さに異常はないか	聴診器を当てなくてもヒューヒュー，ゼイゼイという異音が聴こえるか		
循環の評価法	顔色が青白い，冷汗をかいていないか（額を見て）		吐血・下血の臭い，血液の臭い	皮膚に触れて，冷たい，じっとりしているか，脈が弱い，脈の速さに異常があるか
中枢神経の評価法	自分で自発的に目を開けているか，呼びかけて目を開くのか（AVPU）（＊）		アルコール臭，アセトン臭	痛み刺激（肩を揺する，肩を叩く）を与えて目を開くのか（AVPU）
外表の評価法	皮膚に発疹，赤み，キズ（創傷），出血，変形などの異常はないか		膿の臭い	体温の異常はないか，腫れや触って痛いところはないか，雪を握ったような感じはないか

（＊）A（alert）：意識清明，V（verbal）：呼びかけに反応，P（pain）：痛みに反応，U（unresponsive）：反応なし．

傷病者から少し離れた位置で行う「意識あり」「意識なし」の予備判断は，傷病者が心停止かどうかを区別した上で傷病者に接触するために行います．心停止（「意識なし」と判断した時）を予測し傷病者に接触したら，まず「大丈夫ですか！」と刺激を与え，その反応を見る行動をとります．心停止ではない（「意識あり」と判断した時）と判断し傷病者に接したら，まず「どうしましたか？」と質問しながら通常の初期評価を行います．

次に，「意識がある」傷病者に接触して行う初期評価で使用する知識カードについて説明します．初期評価は感覚を用いて気道・呼吸・循環の異常を評価し，異常があり緊急性が高いと判断すれば，その場で異常の解除や救命処置を行い，気道・呼吸・循環の異常による生命危機を回避したり安定化を図ります．気道・呼吸・循環による心停止が回避できたら（あるいはその必要がなければ）中枢神経と外表の異常を評価します．

初期評価は評価者の感覚器（目，耳，鼻，手）だけを用いて数秒で行う「心停止になりそうか，なりそうではないか」という心停止への近接性の評価です．初期評価で行う心停止への近接性の評価は，① すぐに（数分）でも心停止になってしまうかもしれない，② 今すぐにではないが病院に収容する前に心停止になってしまうかもしれない（10 〜 15 分），③ 今は心停止になりそうにないが病院に収容した後，容態変化が起こるかもしれない，④ 心停止や容態変化がありそうにない，の 4 つのカテゴリーになります．

初期評価の方法を知識カード「感覚を使った観察の方法」（**表 8**）にまとめました．このカードではそれぞれの異常な所見を，一般市民が使う素朴な表現として記載しました．初期評価以降，現場で行う臨床推論では感覚でとらえた（見て，聴いて，嗅いで，触って）素朴な表現を，救急医療の専門用語（医師・看護師に伝わるように）に置き換えて表現する必要があります．例えば，119 番通報で市民が「おじいちゃんが息が苦しそうです」と素朴な表現をする時，通信指令員あるいは救急隊は市民の表現を＜呼吸困難＞という救急医療の専門用語に翻訳する必要があります．傷病者に接して行う初期評価のプロセスは，まず知識カード「感覚を使った観察の方法」を使って気道・呼吸・循環・中枢神経・外表を観察し，知識カードに記載された素朴な表現があるかないかを知覚していきます．傷病者を知識カード「感覚を使った初期評価の方法」を使って観察し，知覚した印象が知識カードに記載された気道・呼吸・循環・中枢神経・外表の異常を表す素朴な表現（例えば，顔色を目で見て青白いと感じる）にマッチ（該当）すれば，その傷病者には素朴な表現に対応する救急医療の専門用語で表現される異常（この例では，顔面蒼白）があると評価します．これが観察し評価するという頭の働きになります．

初期評価の目的は，観察し評価した結果から気道・呼吸・循環・中枢神経・外表に異常があるのかないのかを判断すること，次に異常の程度（心停止への近接性，いわゆる緊急度）を判断すること，そして心停止を回避するための救命処置の必要性を判断し，救命処置の選択と実行の決断を下すことにあります．

初期評価で異常があると判断するためには，気道・呼吸・循環・中枢神経・外表の異常に関する「素朴な表現」[*1]を＜救急医療の専門用語＞[*1]に置き換え，根拠を持って異常を宣言する必要があります（例：呼吸困難があるので呼吸の異常があります，など）．この手順を気道・呼吸・循環・中枢神経，外表の観察所見から「異常がある」という評価を導くプロセス（表9）に

表9　気道・呼吸・循環・中枢神経・外表の観察所見から評価「異常がある」を導くプロセス

	視　覚	聴　覚	触　覚	初期評価
気道の観察	シーソー呼吸がある	気道狭窄音が聴こえる	鼻，口で空気の流れを感じない	気道の異常がある
呼吸の観察	呼吸困難がある，頻呼吸・徐呼吸がある	喘鳴（ぜんめい）が聴こえる		呼吸の異常がある
循環の観察	顔面蒼白である，冷汗がある		皮膚冷感がある，脈拍が微弱である，頻脈・徐脈がある	循環の異常がある
中枢神経の観察	自発開眼なし			意識の異常がある
外表の観察	発疹がある，発赤がある，創傷（擦過傷，挫創を区別）がある，出血がある，変形がある		高体温・低体温である，圧痛がある，握雪感がある	外表の異常がある

表10　気道・呼吸・循環・中枢神経・外表の観察所見から評価「異常はない」を導くプロセス

	視　覚	聴　覚	触　覚	初期評価
気道の観察	シーソー呼吸がない	気道狭窄音が聴こえない	鼻，口で空気の流れを感じる	気道の異常はない
呼吸の観察	呼吸困難がない，頻呼吸・徐呼吸がない	喘鳴（ぜんめい）が聴こえない		呼吸の異常はない
循環の観察	顔面蒼白がない，冷汗がない		皮膚冷感がない，脈拍の強さは普通である，脈拍数は普通である	循環の異常はない
中枢神経の観察	自発開眼あり			覚醒している（覚醒という点では意識の異常はない）
外表の観察	発疹がない，発赤がない，創傷（擦過傷，挫創を区別）がない，出血はない，変形はない		体温は普通，圧痛はない，握雪感はない	外表の異常はない

まとめました．

初期評価で気道・呼吸・循環・中枢神経・外表に異常がないと宣言するためには，それぞれについて異常がないことを確認する必要があります．観察して得た素朴な印象が異常に該当しないことを確認して初めて「異常がない」と宣言することができます．初期評価で呼吸・循環・中枢神経・外表に異常がないと宣言するプロセスを（**表10**）にまとめました．

❺ SAMPLER（表11）

初期評価で傷病者がすぐに（数分）でも心停止になってしまうかもしれ

[*1] 素朴な表現の仕方を「　」で，救急医療の専門用語を＜　＞で示します．

ないと判断したら現場活動を10分にセットし，救命処置を行いつつSAMPLERを使って要領よく・漏れなく必要な情報を聴取していきます．この方針（救命処置の選択と実行以外）は初期評価で，今すぐにではないが病院に収容する前に心停止になってしまうかもしれない（10～15分），または今は心停止になりそうにないが病院に収容した後，容態変化が起こるかもしれない場合も同様です．傷病者が心停止状態で直ちにCPRを開始した場合には，チームのメンバーの誰かが関係者からSAMPLERを使って必要な情報を要領よく聴取し，心停止になった原因の鑑別に役に立てます．

現場診断を考えたり精度を高めるためにはSAMPLERを使って傷病者・関係者から詳しい情報を聴取します．そのための道具が知識カード「SAMPLER」（表11）になります（SAMPLERについては『スクリプトで学ぶ救急活動プロトコール』「第3章3.4 詳しい評価と処置」を参照してく

表11　知識カード「SAMPLER」

	説　明	補　足
S：symptom 患者が表現する症状	119番通報のきっかけになった傷病者の症状	言葉にならない表情・姿勢や現場の状況（外傷）も訴えの一部
A：allergy アレルギー	アレルギー歴	薬物アレルギーは搬送先の病院に確実に伝える
M：medication 薬物治療の内容	通院先の病院で処方されている薬	お薬手帳が最も確実
P：past history 既往歴・基礎疾患	現在治療中の疾患，今の症状に関連がある既往歴	現在の問題に関係がありそうな病歴について聴取する
L：last meal 最後の飲食	最後に口にした飲食物・時間・量	病院での緊急気管挿管，緊急手術を行う際に必要な情報
E：event 何が起きたのか	119番通報のきっかけになった出来事	いつからどのような症状が生じたのかの情報は推論に最も重要
R：risk factor Eventに関連する因子	生活習慣など傷病の背景となる習慣・嗜好物	成人・高齢は高血圧・糖尿病のリスクファクターと考える

ださい).

傷病者や関係者から情報を聴取しながら臨床推論を進めていきますが，慣れないうちは知識カード「SAMPLER」を使って，順番どおりに漏れなく情報を聴取することを習慣づけるといいでしょう．

❻ OPQRST（表12）

痛みを訴える傷病者ではSAMPLERのほか，OPQRSTという情報の聴取

表12　知識カード「OPQRST」

	説　明	事　例
O：onset オンセット	症状の始まり方（突然に，急に，だんだんと）	突然：脳卒中・大動脈破裂など，急に：食後10分くらいで右上腹部痛（胆石発作），だんだんと：感染症
P：palliative/provocative factor 増悪・寛解の要因	痛みなどが強くなったり，軽くなったりするきっかけ・要因	安静にする－寛解する－胸部の圧迫感：狭心症，歩くと足が痛くなる：動脈閉塞
Q：quality/quantity 症状の性質や特徴	痛みなどの性状・特徴，傷病者の言葉でさまざまに表現される	胸が締め付けられる：心筋梗塞，頭をガーンと殴られたような痛み：クモ膜下出血，キリキリと：群発頭痛，ズキズキと：偏頭痛
R：region/radiation/related symptom 部位，放散痛の有無，関連する症状	痛みの部位，放散の有無，関連する症状	左肩に放散痛・左の歯が変な感じ：心筋梗塞，左下腹部の痛み：虫垂炎，背中の痛み：急性膵炎
S：severity 強さ	痛みや苦しさがない時を0，最悪を10とした時の症状の強さ	今までで1番痛い(10/10)：クモ膜下出血，2時間前は5/10だったが今は7～8/10：虫垂炎
T：time course 時間経過や日内変動	時間経過や日内変動	痛くなったり和らいだりする：疝痛発作，夜寝ていると苦しくなる：心不全，突然の激痛が持続：大動脈瘤破裂

の仕方があります．すべての症状でOPQRSTがうまく使えるわけではありませんが，痛みのほか息苦しさ，頭痛，めまいなどの臨床推論ではとても有用な情報聴取の手順になります．SAMPLERとOPQRSTを併用することで，重要な情報を漏れなく聴取しながら鑑別診断を進めていくことができます．知識カード「OPQRST」（**表12**）に説明と事例をまとめましたので，シミュレーション学習や実際の救急活動で使用する練習を繰り返し，OPQRSTを使った情報聴取を習慣化してください．

OPQRSTの項目だけを暗記するのは効率が悪いやり方です．**表13**に狭心症，心筋梗塞，胸部大動脈解離のOPQRSTの例をまとめました．これらの典型例とともにOPQRSTの使い方を暗記してください．

❼ 臨床推論シート（図3）

臨床推論シートは，救急活動プロトコール全体を1枚のシートにまとめたものです．独習は本を使って行いますが，シミュレーション学習や実際の救急活動では記憶した（あるいは手元にある知識カード「臨床推論シート」を見ながら）救急活動のスクリプトを最初から終わりまで使ってみて，「救急活動プロトコールができたか・改善を要するか」を振り返ります．それが救急活動のシミュレーション学習の仕方になります．

知識カード「臨床推論シート」は，シミュレーション学習や実際の救急活動で実行する8つの段階を4つのカテゴリー（事前情報から現場到着まで，初期評価，詳細な評価，現場診断と医師に伝わる伝達の検証）にまとめ使いやすく，また覚えやすく工夫されています．「臨床推論シート」を利用することで，救急現場で継続的に行い現場診断にまとめていくプロセス（救急活動における情報整理の枠組み）が記憶として定着していきます．

❽ I-SBAR-C（表14）

救急現場から搬送先病院にファーストコールする際に用いるフォーマットであるI-SBAR-Cの説明と使い方を，知識カード「I-SBAR-C」にまとめました（**表14**）．

シミュレーション学習や実際の救急活動を行う際，最後にI-SBAR-Cを

表 13　OPQRST の例

	狭心症	心筋梗塞	胸部大動脈解離
典型的な傷病者像	成人，高血圧や糖尿病で通院中，健康診断で生活習慣病を指摘されたことがある	中年以降，高血圧や糖尿病で通院中，ニトログリセリンが処方されている	リスクファクター：高齢，喫煙歴，生活習慣病など
症　状 以下，症状のOPQRST	胸部圧迫感，心窩部の不快感，部位は胸骨の中央・胸骨の裏や前胸部．高齢者・女性では症状は曖昧なことがある	「胸痛」だけでなく「胸部の不快感」「胸部の圧迫感」を訴える．狭心症の症状に準ずるが，程度はより強い	解離を起こすまでは無症状
O	階段を急いで上るなどの労作時に急に発症する	労作時に急に発症する（狭心症と同じ）が，安静時にも急に発症する	運動や安静にかかわらず突然に発症する
P	労作により心筋が一時的に虚血に陥ったために胸部症状が生じる．安静にすると 15 分以内に症状が治まる	心筋が虚血により壊死に陥っているため，安静にしていても症状は治まらず持続する	大動脈壁の解離による血管痛であり安静にしても治まらない
Q	胸部が重い・押されるような，締め付けられるような，不快な感覚．息苦しさや死の不安を感じることもある	狭心症の症状よりも強い．鋭い痛みや刺すような痛みはむしろ少ない．心筋梗塞の 20％は無痛（特に女性，高齢者）	身の置き場のない激痛
R	放散痛はよく見られる（左頚部，左肩，左の腕，顎の変な感じ）	胸骨の裏，胸の左側，心臓，左肩や腕，顎に放散する．歯の痛み，上腹部の不快感もある．吐気・嘔吐も見られる	解離の部位前胸部痛から肩，背部につけての痛み．脳の血流が障害されれば脳卒中の症状が見られる
S	胸部の不快感が次第に始まり，だんだんと強くなり治まってくる（数分間）	一般に症状は狭心症より強い（狭心症の経験があれば比較可能）	激烈な痛み
T	典型的な狭心症の発作は短時間（数分間）．運動や労作をやめると治まってくる	労作時に出現した症状は安静にしても治らない．20 分以上安静にしても症状が持続する（狭心症なら軽減する）	解離をきたした瞬間に激痛が生じ持続する

事前情報から現場到着まで	初期評価
指令内容 年齢・性別 119 番通報した理由・症状 何をしていて発症したのか	**現場の状況** **傷病者の状況**
とりあえずの診断 1. **鑑別診断** 2. 3.	**初期評価** 気道：異常あり・なし 呼吸：異常あり・なし 循環：異常あり・なし 意識：異常あり・なし 外表：異常あり・なし **不安定のレベル**（＊） 1・2・3・4・5
心停止の危険度 （高）4・3・2・1（低） **心停止の原因** 心原性・呼吸原性	**心停止の危険度** 極めて高い・高い・低い **心停止の原因** 心原性・呼吸原性
現場活動の段取り	**接触時の処置・プラン**

図 3　臨床推論シート

（＊）不安定のレベル：1…心停止，2…極めて不安定（心停止が近い），3…不安定，

使って伝達することを意識すれば，救急活動のそれぞれの段階で行う思考・推論の質が向上していきます．

I-SBAR-C は救急活動だけでなく仕事の中で頻用されています．SBAR を使って業務報告や連絡を行うと，伝達に要する時間を削減したり伝達に

詳細な評価	現場診断と医師に伝わる伝達の検証
問診 S：傷病者の訴え A：アレルギー M：内服 P：既往歴 L：最後の飲食 E：イベント R：リスクファクター	**現場診断と傷病者の状況（SBAR の S）** 現場診断名： 不安定のレベル：1・2・3・4・5
問診（痛み，呼吸苦など） O：いつ起きたのか？ P：増悪・寛解の要因 Q：症状の性質 R：放散痛や関連する症状 S：強さ（10 段階評価など） T：時間経過・日内変動	現場診断に至った考え方・根拠 イベントから考えて妥当か 既往歴から考えて妥当か 身体所見は診断の妥当性を高めるか バイタルサイン・検査は現場診断・不安定の度合いと合致するか
身体診察 ショックの所見 喘息，肺水腫，肺炎の所見 慢性心不全の所見 運動麻痺，瞳孔所見 腹膜炎の所見 外出血・創傷の所見	**患者ストーリー** AMPLR から傷病者の背景を理解し，S と E を説明できる病態・現場診断名を考え，ストーリーを組み立てる 自分で納得できれば伝達の準備完了 （活動中に組み立てていく）
バイタルサイン・検査 意識： 血圧： 脈拍数・リズム： 呼吸回数： 体温： SpO_2（O_2　　）：　% 血糖値：	I-SBAR-C I：所属，氏名，隊長・隊員・機関員の別 S：傷病者の状況を一言で表現する 「58 歳男性が心筋梗塞を起こしています.」 B：バックグラウンド・背景（不安定度が 3 であれば，E：イベントを中心に説明する） A：詳細な評価のサマリー R：病院収容の依頼 C：医師から搬送中の指示があれば復唱し確認する

4…安定だが E の異常あり，5…安定で E の異常なし.

よるエラーを減らすことができます．また，SBAR を使って伝達することを念頭に仕事を行うことで，結論を導くための考え方・推論の仕方が熟達していきます.

表 14 知識カード「I-SBAR-C」

I：identify	自分の所属・氏名などを伝える	○○消防署の救急救命士，△△です
S：situation	傷病者の状況（緊急度・現場診断）を一言で伝える	38 歳男性が出血性ショックで，血圧も低下しています
B：background	傷病者が今の状況に陥った背景を重要な出来事を中心に伝える	軽自動車で帰宅中，運転を誤り側溝に落ちて受傷．ダッシュボードに挟まれました
A：assessment	傷病者の状況を，聞き手の医師が検証するために必要な詳細な評価の要点を伝える	胸部・腹部を挟まれ，左右肋骨骨折と右胸部に握雪感あり．BP 90/60, HR 110, RR 30
R：request/recommendation	病院への収容を要請する（リクエスト）．処置などを提案する場合もある	救命センターでの受け入れをお願いします．医師「輸液は全開で行ってください」
C：confirm	搬送中の処置などについて医師から指示があれば，指示内容を復唱し確認する	救命士「輸液は全開で行うのですね」「わかりました」

❾ 継続観察シート（図 4）

継続的な観察のイメージを知識カード「継続観察シート」にまとめました．

継続観察の目的は，① 傷病者の急な変化を見逃さないこと，② 変化に気づいたら初期評価を行い，初期評価の結果「変化の懸念がある」または「明らかな変化がある」場合には救命的な処置を行いながら，③ 詳細な評価を行い何が起きたのかを判断し，④ 判断に従い傷病者の安全を確保しつつ病院搬送を急ぎ，容態変化を SBAR で報告することにあります．

具体的には，継続観察は傷病者の初期評価に加え，モニタ心電図の情報と SpO_2 計の情報を基に行います．最も信頼ができる評価の仕方は，感覚（視覚，聴覚，触覚，嗅覚）を用いた初期評価です．モニタ心電図や SpO_2 計の情報は感覚情報の評価の確認に用います．

「継続観察シート」を用いた計測観察は次のように行います．まず，起こり得る容態変化を念頭に傷病者の初期評価を行います．「もし，こんな変化が起きたらこのように対応しよう」という変化時の対応プランも考えておき

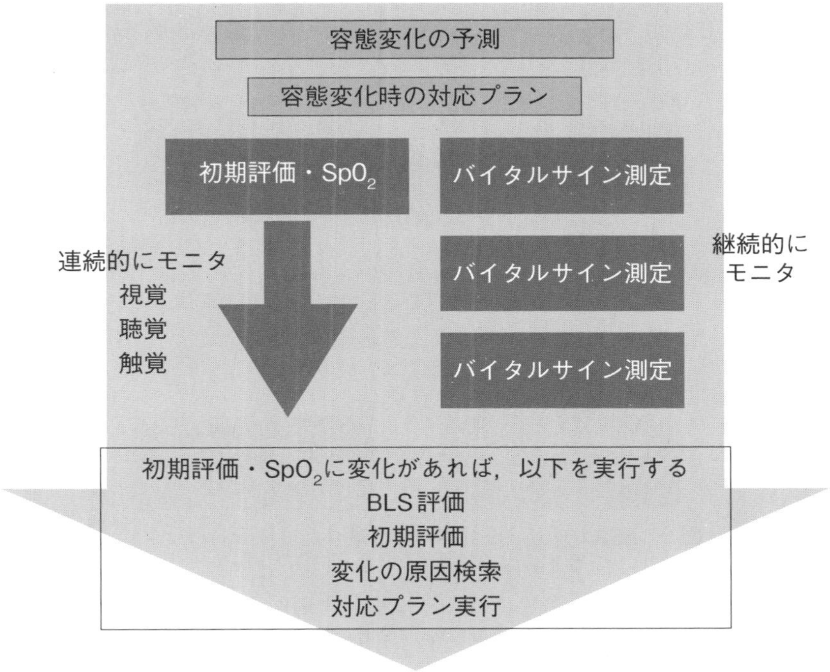

図４　知識カード「継続観察シート」

ます．救急車内ではモニタ心電図やSpO_2計が装着されているので，初期評価を連続的に行いながらモニタ心電図の波形・速さやSpO_2値も視覚的にモニタします．不安定な傷病者であれば少なくとも５分ごとにバイタルサインを測定します．

初期評価，心電図波形，速さやSpO_2値が変化したら「大丈夫ですか？」などと呼びかけ，意識がある（目を開ける，表情がある，体動がある）ことを確認します（BLS評価）．BLS評価で反応がなければ心停止のアルゴリズムに従って行動します．BLS評価で非心停止であれば初期評価などにより変化の原因を検索します．

⑩ 医師への引き継ぎ（図5）

病院での医師への引き継ぎは救急活動の質とプロセスを自己評価する最適

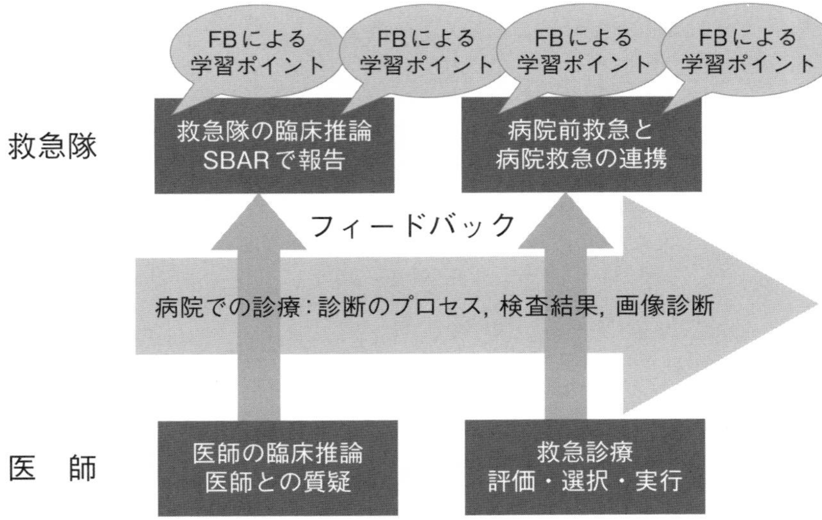

図 5　知識カード「医師への引き継ぎとフィードバック」
FB：フィードバック.

な機会です．引き継ぎでは，病院前救急医療の判断・処置とその結果を病院医療に引き継ぐと同時に，医師から救急現場での判断と処置に対するフィードバックを受けます．また，引き継ぎと並行して進行する病院での診療からも経時的にフィードバック（救命処置に対する反応・効果，検査結果の解釈，画像診断所見の解釈・診断など）を受けます．救急診療のプロセスは「構造や原因が不詳な複雑な問題を解決するプロセス」であり，救急診療で行われる複雑な問題解決のリアルな手順を見学し質問することは絶好の学習の機会になります．

自己評価は医師からのフィードバックと，診療プロセスの中で処置・治療に対する反応，検査結果や画像検査所見から組み立てられ明らかになってくる診断からのフィードバックがあります．医師への引き継ぎと診療の見学から得られるフィードバックを利用しながら，救急隊の活動の振り返りを開始します．

フィードバックが効果的なのは「その時」です．また，引き継ぎを終えた後で振り返りを行うためにも，その時々に受けた（人から与えれられることもありますが自分で気づくことも含みます）フィードバックの内容（いつ，どのような判断で，行動したことの結果に対する改善案）を覚えておく必要があります．フィードバックを受けながら自分の気づきをメモしておくといいでしょう．

⑪ 振り返りシート

病院の医師に引き継ぎながら，なるほどと思ったり，そういうやり方もあるなと考えたり，それは考えなかったと気づいたり，さまざまなフィードバック（FB）を得ます（**図5**の「FBによる学習ポイント」）．また，病院での詳しい診察，治療と治療に対する患者の反応，検査結果や画像検査の所見から病院での診断に至るプロセスと考え方を知ることも，救急活動の質の評価と振り返りに有用なさまざまなフィードバックを提供してくれます．

これらのフィードバックを基に救急活動を振り返り，「できたところ」と「今後，改善を要するところ」を明確に区別し，前者については「なぜできたのか」その理由を分析して明らかにし，できるようになるための教育・トレーニングの仕方などを強化します．また，今回の救急活動ではうまくできなかったので次の救急活動では改善を要するところについては，まずうまくできなかった原因を分析し，その上で何をどうやって改善するかの学習方法を明らかにします．これが振り返りの目的になります（何をどのように学習すればできるようになるのかを確認することと，できるようになるための学習の仕方の仮説を作り試してみる）．この振り返りのプロセスを容易にするために知識カード「振り返りシート」（**表15**），「自己評価シート」（**表16**）と「改善シート」（**表17**）を準備しました．

「振り返りシート」（**表15**）はシミュレーション学習や実際の救急活動を終えた後，医師への引き継ぎを行いながら救急活動の8つの段階ごとに「できたこと」（できたことをプラスと呼び「+」と表記します）と「改善を要すること」（改善を要することを伸び代という意味でデルタと呼び「Δ」と表記します）を振り返り，その要点を記載するシートです．「振り返りシート」の段階の達成目標（あるいは救急活動プロトコールの台本）を参考にしながら，自分達が行った救急活動の8つの段階について振り返り，次の救急活動

表 15　知識カード「振り返りシート」

救急活動の段階	段階の達成目標	振り返り（活動の＋とΔを記述する）
① 出場指令	状況認識と経験に基づく指令内容の検証	
② 現場到着まで	とりあえずの診断，予測と段取り（プランA・Bの策定，役割分担）	
③ 初期評価	現場の安全確認後の初期評価と判断，プランの選択・立案	
④ 判断と処置	特定行為の選択・指示要請・実行，詳細な評価と現場診断	
⑤a 救命救急センター選定と伝達	SAMPLERのイベントからSBARを組み立て伝達・指示要請	
⑤b 二次救急病院選定と伝達	SAMPLER全体からSBARを組み立て伝達	
⑥ 搬送途上	容態変化の予測と対応プラン，初期評価と SpO_2 の連続モニタ	
⑦ 引き継ぎ	傷病者が救急搬送される経緯と理由について要領よく説明する	
⑧ 振り返り	よくできたことは何か・改善を要することは何か	

の改善に向けた気づきを記述してください．

次に，知識カード「自己評価シート」（**表 16**）を使って，①から⑩の 10 項目について自己評価を行います．得点を与えるか否かは「自己評価の基準」に説明があります．基本的には「行っていれば」1 点，「何もしていなければ」0 点になります．「自己評価シート」の目的は自己評価が 5 点以下にならないように，①から⑨までの項目のうち 5 項目は確実に実行することを習慣化することにあります．「自己評価シート」の合計点数が 9 点の場合は，救急

表 16　知識カード「自己評価シート」

自己評価の項目	自己評価の基準	点数	点数の理由
① 現場到着までに指令内容の検証を行ったか	指令内容の検証を行えば 1 点		
② とりあえずの診断を 1 つ考えられたか	とりあえずの診断を 1 つ挙げれば 1 点		
③ 緊急度・重症度を予測したか	緊急度・重症度を具体的に予測すれば 1 点．心停止を予測した場合は心原性・呼吸原性を区別し予測していれば 1 点		
④ プラン B の役割分担をしたか	最悪の事態をプランし役割分担したら 1 点		
⑤ 初期評価で現場活動時間を設定したか	現場滞在時間を設定し救急隊で共有すれば 1 点		
⑥ 設定した時間の管理はできたか	⑤で 10 分と宣言すれば，2 分経過する度に「2 分経過，残り 8 分」などのように管理すれば 1 点		
⑦ 特定行為（非心停止傷病者に対する）を 3 分以内に決定し周知できたか	傷病者接触から 3 分以内に特定行為の実施を決定し救急隊に周知すれば 1 点		
⑧ 10 分以内にファーストコールできたか	傷病者接触から 10 分以内に搬送先病院にファーストコール（I-SBAR-C）ができれば 1 点		
⑨ 病院選定は適切だったか	病院選定が適切であれば・ルールに従っていれば 1 点		
⑩ 傷病者の予後改善・救命は達成できたか	傷病者の状態を安定化し病院での救急医療に連携することで，傷病者の予後改善・救命が達成できていれば 1 点		
	合計点		

9 点以上：お手本となる活動です．
8 点：とても良くできました．
7 点：良くできました．
6 点：できました．
5 点以下：改善が必要です．

活動の８つの段階で行うべきことを行えているという評価になります．⑩の「傷病者の予後改善・救命は達成できたか」で１点を獲得することは難しいかもしれません．この項目は救急隊の判断と行動が傷病者の予後改善・救命に具体的に貢献したかどうかを問うもので，救急活動の質と傷病者の予後・救命との強い関連（救急活動が予後・救命に明らかに貢献したという因果関係がある・あるいは説明できる）がある場合に１点の得点になります．「自己評価」では救急隊が活動の中でできていることと，まだ十分にはできていないところを「区別する・発見する」ことを目的にしています．

救急活動を「振り返りシート」（**表 15**）で記述的に評価し，「自己評価シート」（**表 16**）で「行った・行わなかった」形式の評価を行ったら，次に救急活動を改善する学習計画を立案します．本書を通じて救急活動プロトコールを用いた活動が「できない」理由は，救急活動プロトコールを用いて活動できるようになるための効果的な学習ができていないからだと考えています．「できる」ために必要な学習が行われていなければ，「できる」ようになることは難しいでしょう．できるようになるためには，「何ができないのか」「どうしてできなかったのか」を分析し，原因に焦点を当てた学習プランを作る必要があります．そのために使用するのが知識カード「改善シート」（**表 17**）になります．

「振り返りシート」と「自己評価シート」から，救急活動の質を傷病者の予後改善・救命率の向上を達成するというゴールから分析し，「何ができたら」傷病者のアウトカムにインパクトを与えることができるかを考え，優先度が高い改善の課題を２つ挙げ「改善シート」（**表 17**）に記載します．改善の目標には，学習によりできるようになること（シミュレーションのシナリオを繰り返したとすれば，何ができるようになり，シナリオの傷病者のアウトカムにインパクトを与えることができるのか）を具体的に記述します．

ここで，改めてシミュレーション学習で使用する救急活動プロトコールの台本（**表 1**）を見てください．多くの場合，改善点は**表 1** の①から㉑のどこか（1つあるいは複数）のセル（表の欄）になると考えられます．改善する技能としては「救急活動を行う状況（季節，気候，曜日などと出場指令から推測する現場の状況・傷病者の状況）を合理的に認識する技能」「状況認識

表 17　知識カード「改善シート」

改善点	改善の目標	改善の方法
「振り返りシート」「自己評価シート」から，救急活動の質を向上するために最も重要な2つの課題を選択する．一般的な記述ではなく，考える技能，手を使う技能，チームワークなど具体的に記述する	「救急活動プロトコールの台本」を使ってどの段階の，どの活動を改善するのかを特定し，改善した後の行動を具体的に記述する	改善の目標の分類(考える技能，手を使う技能，チームワークなど）に応じて改善の方法が異なることに注意する．改善の方法に，改善したことを確認する評価方法を加えること（何ができていれば改善されたと評価するのか）
1		
2		

から現場と傷病者の状態を予測する技能」「観察すべきことを観察する技能」「観察したことを評価する技能」「評価を統合し判断を下す技能」「判断に応じて次にとるべき行動（処置，特定行為や**表 1** のセル）を選択する技能」「選択した行動の実行を決断する技能」「決断した行動を実践する技能」のいずれか（または組み合わせ）になると思われます．それぞれの技能の改善の仕方の考え方を**表 18** にまとめました．

表 18　救急活動プロトコールに必要な技能の改善の仕方

技　能	説　明	改善の仕方
「状況を認識する技能」と「予測する技能」	傷病者を取り巻く環境（救急現場，現場がある町・エリア，エリアがある地区）の状況から，傷病者がなぜ 119 番通報をしなければならなくなったのかを推論し，限られた情報から傷病者の状態を予測する技能（仮説形成技能）	季節，気候，時間帯なども考慮し，自由に（当てずっぽうでなく）合理的な想像を働かせ，さまざまな予測を根拠を持って述べる練習を繰り返す．予測が当たれば，合理的な想像と予測の立て方を強化し，予測が外れればなぜ予測できなかったのかの原因を考える
「観察する技能」	与えられた状況で予測した傷病者の状態を評価・判断するために，何を観察すればよいのかをリストアップし，リストに従って観察する技能	シミュレーションや実際の救急活動の結果から，何を観察すべきだったのか・何を観察していなかったのかをリストアップする
「評価する技能」	観察（意識・目的を持って見た・聴いた・嗅いだ・触った）したことを標準テキストに記載された用語や医学用語に翻訳する	観察したことの表現の仕方と，観察したことに該当する医学用語の辞書（英語・日本語辞書のような）の語彙を増やしていく
「判断する技能」	評価により得られた専門用語から，それらが示唆する疾患・病態を選択的に言い当てる技能	疾患や病態の総説（教科書的な説明），定義の理解を深め，評価から判断する思考経路を厚くしていく
「選択する技能」	判断（現場診断，緊急度・重症度の判断など）に基づき，処置・特定行為や適切な問題解決行動を選択する技能	観察 → 評価 → 判断の思考回路の精度と速度が必要．さらには疾患や病態の知識と処置・特定行為などの知識が必要．これらの技能・知識を前提に選択し，その妥当性（傷病者の予後・救命）を検証する訓練を繰り返す
「決断する技能」	選択は知的技能として行うが，選択したことを行動に移すには勇気（周囲の雰囲気に負けないなど）が必要となる．これが態度技能であり決断する技能	選択したことを実行に移すには，選択したことに自信を持つことが必要．その前提は，観察 → 評価 → 判断 → 選択の思考過程の精度が高いこと．その状況では傷病者の予後・救命の効果が最も高いと説明できること．選択したことを自信を持って説明できるように練習を繰り返す
「行動する技能」	選択したことを勇気を持って実行に移し，チームワーク・コミュニケーション・対人技能や感情コントロールをしながら行動（処置を行う，特定行為を実行する，説明する，伝達するなど）する技能	行動には多くの技能を要する．コミュニケーション技能，チームワーク，対人技能，自分と相手の感情をコントロールする技能，危機的状況に対応する技能など．シナリオや実際の救急活動で 1 つずつ改善を試みる．これを繰り返す

A-4 シミュレーション学習の方法

ここでは，シミュレーション学習で成果を上げるための学習法について説明します．

シミュレーション学習では学習の目的が事前に設定され，また学習目的を予定された時間内に達成できるようにさまざまな工夫がなされています．学習者が成果を上げるために学習目的，目的を達成する学習方法や目的を達成したことを評価する方法など，シミュレーション学習の基本的な構造について理解しておくことは有用です．

シミュレーション学習の構造と学び方を理解することで自分の学びの効果を高めるための工夫を考えたり，さらに，シミュレーション学習の構造を実際の救急活動に当てはめることで，救急活動を行いながらその質を改善する学びの技能を獲得することが期待されます．

❶ シミュレーション学習を始める前の3つの確認事項

シミュレーション学習では，次の3つの質問を自分自身に問いかけてください．問いに答えを作ることでシミュレーション学習の成果を上げることができます．

① 自分はシミュレーション学習で何を達成しようとしているのか（ゴールはどこか）？
② 自分がゴールに到達したことをどうやって知るのか？
③ 自分はどのようにしてゴールに到達するのか？

具体的に説明しましょう．

1つ目の質問は，自分はどこへ行くのか，すなわちシミュレーション学習で自分が達成すべきゴールはどこにあるのかについての質問になります．この質問に答えることで，シミュレーション学習で自分は何ができるようになるのか（それを活用することで救急活動の質が改善する）を明確にすることができます．

2つ目の質問は，シミュレーション学習のゴールにたどりついたかどうかをどうやって知るのか，つまり学習目標を達成したことを評価する方法を明らかにすることです．「富士山の山頂に登る」という場合は「富士山頂」の看板があるから「ここが富士山頂であり目標を達成した」という事実を確認することができます．しかし，学習の場合の評価は登山ほど簡単ではありません．頭ではわかったつもりでも，いざやってみると思っていたほどできないということはよく経験します．頭でわかったことを実際にやってみて（行動してみて）できるかどうかを確認するのがシミュレーション学習の特徴です．この特徴を最大限活用するためにも自分が学習目標に到達したことをいかにして確かめるかの手だてをあらかじめ理解しておくといいでしょう．

そして，3つ目の質問は，シミュレーション学習でどうやってゴールを達成するのか，その経路（演習の順番）と方法（学習活動）を（学習者と指導者それぞれに）計画するためのものです．ゴールが明確になれば登山道が何本もあるように，学習のゴールに至る道筋も1つではありません．自分にとって最も成果が上がる学習の方法について考える（3つ目の質問に答える）ことは，自分の成長を自分で計画する技能を獲得する方法になります．

表19には学習者のレベルに応じたシミュレーション学習の3つの確認事項の例を示しました．救急活動のシミュレーション学習で成果を上げるために，既存のシミュレーション・コース（ICLS，ACLSやISLSなど[*2]）を事前に受講しておくことは効果的です．これらのコースで学習するのは救急活動プロトコール（**表1**）の⑦から⑫（その中でも主に⑨と⑫）になります．既存のシミュレーション・コースの学習成果を救急活動に活用し傷病者の予後改善や救命を図るには，シミュレーション・コースの学習成果を応用するシナリオを用いた救急活動プロトコール全体のシミュレーション学習を行う必要があります．

[*2] ICLS：Immediate Cardiac Life Support，ACLS：Advanced Cardiovascular Life Support，ISLS：Immediate Stroke Life Support.

表 19　シミュレーション学習の3つの確認事項（例）

レベル（例）	到達すべきゴール	ゴールに到達したことを確認する方法	ゴールに到達するための方法
1 初級	難易度の低いシナリオを用いて，救急活動の8つの段階（救急活動プロトコール）をすべてクリアする（初心者，あるいはシミュレーション学習を初めて受ける場合など）	「振り返りシート」で＋が並ぶ．「自己評価シート」で9点を獲得する	最初は知識カードを使って「振り返りシート」で＋が並び「自己評価シート」で9点を獲得できるようになるまで複数のシナリオで練習する．最後のシナリオは知識カードを用いないで9点を獲得する（完全習得学習）
2 中級	レベル1はクリアしたが，シナリオの難易度が上がると救急活動プロトコールの台本（表1）の①から㉔の中でうまくできないセル（項目，表のマス目）がある．それを克服する（できるようになる）	「振り返りシート」で苦手なセルを含む段階がΔから＋に改善する	できない原因（何を観察していいのか知らない，観察したことを医学用語に翻訳できない・医学用語を知らない，評価から判断を下すのに必要な知識がない，疾患・病態で行うべき処置を選択できない・知識がない，選択はできるが決断に時間がかかる，決断したことを行動するのに時間がかかる，など）を特定する．特定した原因を解消するために学習計画を立てる．学習する．その成果をシナリオで試してみる．改善するまでこのサイクルを繰り返す
3 上級	救急活動の8つの段階は頭に入り応用できるようになり，シナリオが与えられた時，救急活動をどのように組み立てればよいのかをリハーサルできるようになった．決断の質（選択内容と決断に要する時間）も改善した．決断したことを行動する際，処置・特定行為やノン・テクニカル・スキルの技能を改善したい	個々の処置・特定行為やノン・テクニカル・スキル（コミュニケーション，情報収集と共有，チームワーク，時間管理，危機的状況への対応，他者と自分の感情制御）の評価票でΔの項目が減少し，＋の項目が増加する	できない原因を明確化し，改善のアクションプラン（こうすればできるようになるだろうという仮説）を策定する．次のシナリオで仮説を試してみる．できるようになれば仮説は妥当だったと判断できる．できなければアクションプランを策定し直す．このサイクルを繰り返す（同じシナリオは用いない）．事前学習としてICLS，ACLSなどの既存のシミュレーション・コースを受講し，救急活動プロトコールの⑦から⑫（表1）を応用できるようにしておく

❷ 学習者が達成するゴールとシナリオの構造

救急活動プロトコールのシミュレーション学習の構造を表20に示します．シミュレーション学習では，まず学習目的や評価の方法などについての説明が行われます（シミュレーションのブリーフィング）．そのあとシミュレーションに移りますが，シナリオを始める前にシミュレーションの状況設定と学習者の役割とミッションを明確にします．状況設定では都道府県・市町村など地域に関する設定，季節・曜日・時間帯の設定，イベントや行事などの情報が与えられます．学習者はこれらの情報を整理し，与えられた状況で遭遇するかもしれない傷病を予測しておきます．学習者のミッションは，救急隊として傷病者の予後改善・救命につながる救急活動を行うことにあります．シミュレーションでは救急活動プロトコールを用いて，傷病者の予後改善・救命につながる救急活動を段階1から7の順番に行います．それぞれの段階ではシナリオごとに観察する・評価する，判断する・選択する，決断する・行動するという3つの活動を行う必要があります（段階1から7までの手順を暗記して再現するわけではありません）．医師への引き継ぎでシミュレーションのシナリオを終えたら最後に救急活動全体を振り返ります．これがシミュレーションのデブリーフィングに相当します．

シミュレーション学習で学習者が達成するゴールは全体ゴールと部分ゴールに分けて考えることができます．全体ゴールは実際の救急活動で言えば「傷病者に対し救急活動プロトコール（①から㉔のすべてのセル）を使って予後改善・救命につながる救急活動ができる」ことで，シミュレーション学習では「与えられたシナリオで救急活動プロトコール（①から㉔のすべてのセル）を使って傷病者の予後改善・救命につながる救急活動ができる」ことになります．部分ゴールは救急活動プロトコールのすべてのセルではなく，8つの段階の1つあるいは2つの段階を選択し，その段階に含まれるセルとセルの系列を学習対象とした場合のゴールを意味します．

シミュレーション学習は基本的に全体ゴールを達成するために行います．そのために難易度の低いシナリオで24個のセルすべてを使う練習を行います．救急活動プロトコールの使い方がわかってきたらシナリオの難易度

表 20　シミュレーションの構造

区　分	段階	シナリオの構造	説　明
シミュレーションのデブリーフィング	8	振り返り	「振り返りシート」「自己評価シート」「改善シート」を活用した学習者自身による振り返りを行う
シミュレーション	7	医師への引き継ぎ	医師に引き継ぎ，臨床推論の妥当性を説明する（なぜその現場診断に至ったのか，その診断で傷病者のイベントが説明できるのか，鑑別は？）
	6	搬送途上	「継続観察シート」を用いた観察を続け，容態変化に適切に対応する
	5	現場診断 病院選択 I-SBAR-C	現場診断（傷病者の容態が変化し 119 番通報された経緯が説明できる診断名）を基に搬送先病院を選定し，I-SBAR-C でファーストコールする
	4	現場活動 詳細な評価・処置	優先順位の高い評価・処置を行いながら臨床推論を進めていく
	3	活動プランの共有と役割分担	設定された時間内に活動を終えるために，予後改善・救命に必要で優先順位が高い評価・処置を効果的・効率的に行う
	3	更新されたとりあえずの診断と活動プラン立案	更新されたとりあえずの診断に対する救急活動プラン（現場滞在時間の設定を含む）を立案し救急隊員らと共有する
	3	現場観察と初期評価からとりあえずの診断を更新	救急隊の安全確認と感染防御を行う．現場観察からとりあえずの診断を更新，初期評価からとりあえずの診断を更新する
	2	出場から現場到着まで	市民からの通報内容を解釈しながら出場指令の内容を検証する．とりあえずの診断，プラン A と B を立案し段取りをつける
	1	119 番通報内容 出場指令	市民からの具体的な 119 番通報（市民が通報したとおりの表現）内容と出場指令の内容を提示
		状況設定とミッション提示	消防署が位置する地域，季節，天候，時間帯，地域の催しなどの情報提供と，学習者の役割・ミッションの説明
シミュレーションのブリーフィング			学習目的，評価の方法（振り返りの目的とその方法），シナリオの提示の仕方と学習者が能動的に関与する学習活動についての説明

（各段階の観察する・評価するの項目の内容を精緻化[*3]する）を少しずつ上げていきます．シミュレーション学習で全体ゴールを効果的・効率的に達成するために，事前学習（あるいはシミュレーション学習の時間割として）で部分ゴールを達成しておくといいでしょう．ICLSやACLSなどの心肺蘇生のシミュレーション・コースや意識障害に特化したシミュレーション・コース，あるいは消防組織で行うプロトコール訓練などを事前に受けていれば，救急活動プロトコールのシミュレーション学習の精緻化がやりやすくなります．

全体ゴールを達成できたかどうかの評価はシミュレーションの構造（**表20**）の段階8（振り返り）で行います．段階8の振り返りでは，救急活動のすべての段階についてできたことと改善を要することを総合的に振り返ります．振り返りで苦手な部分（救急活動プロトコールの1から8の段階のどこが苦手なのか，さらにそれぞれの段階で行う活動のどの活動が苦手なのか）が明らかになれば，苦手を解消するためにその部分に焦点を当てたシミュレーション学習を行うといいでしょう．

❸ シミュレーション学習の評価とアクションプラン

シミュレーション学習の評価は知識カード「振り返りシート」（**表15**）を用います．「振り返りシート」では救急活動プロトコールの台本（**表1**）の段階ごとにできたこと（＋）と改善を要すること（Δ）を確認するために用います．「できたこと」については，自分がどんな学習を行った結果できるようになったのかを振り返り，学習方法の効果を確認します．「改善を要すること」については知識カード「改善シート」（**表17**）を用いて改善の方法を考えます．考えた改善方法は次のシナリオで試してみて，その方法で改善したかどうかを確認します．考えた改善方法で「改善を要すること」が「できたこと」に転換できれば，その改善方法は効果的な方法であり「こう

[*3] 精緻化：学習者が一度の保持できる記憶の量に注意を払いながら，学習に適した量の情報を与える．学習が進むにつれ，学習者が一度の保持できる記憶の単位が大きくなり次の学習の準備が整う．次の学習では観察する・評価する内容の情報量を増やし（難易度を上げる），学習を挑戦的なものにする．

いう方法で学習すればできなかったことができるようになるだろう」という仮説が実証されたことになります．このように「振り返りシート」と「改善シート」をうまく用いることで，自分の技能を自ら発達させる技能，すなわち学び方を考える技能（メタ認知技能）の獲得を支援することができます．

シミュレーション学習は実際の救急活動の質(傷病者の予後改善と救命率)を向上するために行います．シミュレーション学習では，シミュレーションで学んだことを実際の救急活動にどのように活用すれば救急活動の質を向上することができるかについて考えます．シミュレーション学習で自分の苦手な段階・セルを診断し，苦手を解決する方法を具体的に考え，その方法を実際の救急活動で活用する計画を立てます．この計画をアクションプランと呼びます．アクションプランを実行することで救急活動の質の改善を実感したり確認できれば，シミュレーション学習は業務改善に効果的であったということになります．言い換えれば，救急活動を改善するためのシミュレーション学習では，「振り返りシート」と「改善シート」から実際の救急活動を改善する具体的で実行可能なアクションプランを立案するという，一歩進んだ学習を行う必要があります（これができるとそのシミュレーション学習はカークパトリックの4段階評価モデル[*4]でレベル3と評価できる）．

❹ 知識カードと使い方

シミュレーション学習では救急活動の8つの段階ごとに準備した11枚の知識カード（**表5**）を利用します．慣れないうちは知識カードを見ながらシミュレーションを行い，慣れてくるに従い知識カードを見るのではなく頭の中の記憶した知識カードを思い出し，それを使って自分で考えるようにしてください（わからなくなったら知識カードを参照します）．

救急活動では傷病者の緊急度の判断が欠かせません．本書では傷病者の

[*4] カークパトリックの4段階評価モデル：カークパトリックは学習のレベルを4段階に分類した．レベル1の反応は，学習直後に実施するアンケート調査．レベル2の学習は，学習中に行うテストによる理解度の確認．レベル3の行動は，学習したことの実践の場での活用．レベル4の結果は，組織の業績への貢献度．多くのシミュレーション学習はレベル1にとどまる．救急活動シミュレーション学習はレベル3の学習として設計した．

緊急度を心停止までの時間的近接性ととらえ，心停止に至る経路とともに「心停止マップ」（次項で説明，図8を参照）にまとめました．シミュレーション学習や現場活動で，今傷病者がマップ上のどこにいるのか（どのような病態で，心停止にどれくらい近いか）を判断し，救急活動を計画する際に利用します．

救急活動で行う臨床推論（鑑別診断）ではさまざまな病態と疾患についての知識が必要になります．シミュレーションで臨床推論を進める時，病態や疾患の知識が乏しいと鑑別診断が限られてきます．病態や疾患の知識を補いシミュレーション学習での鑑別診断を有意義な学習にするために「病態カード」と「疾患カード」という知識カードを用意しました．

次に，「病態カード」と「心停止マップ」について説明します．

A–5 「病態カード」と「心停止マップ」

「A–3　事前学習:「知識カード」を利用する」では，救急活動のシミュレーション学習で用いるさまざまな知識カード（表5）の使い方を説明しました．これらの知識カードは救急活動のそれぞれの段階で行う項目とその要点をまとめたもので，シミュレーション学習（救急活動）を行いながらどんな項目があったのかを思い出したり，項目に漏れがないことをチェックする目的で利用します．また，項目を見たことをきっかけにその内容が連鎖反応的に頭に浮かんだり，どのような手順で実行すればよいのかが思い出されるといった効果が期待されます（救急活動の備忘録「一を聞いて十を知る」）．

ここでは，これらとは異なる種類の知識カードを導入します．それは「病態カード」「心停止マップ」「疾患カード」です．「病態カード」と「疾患カード」は，医学的に定義された概念である病態や疾患を傷病者ごとに言い当てる[*5]ための思考回路をまとめた知識カード（図6）です．これらのカードは病院前救急医療の論理構造（ロジック，コンピュータのプログラムに相当する）をコンパクトにまとめたものになります．「できる」救急隊員は呼吸と循環に関する「病態カード」を持っており，不安定な傷病者が「心停止マップ」のどこにいるのかを確認しながら，現場活動に費やすことができる許容時間と手元にあるリソース（資器材やマンパワー）から最善の救急活動を選択しています．

次に，最も基本的な病態カードである「呼吸の異常」と「循環の異常」について説明します．

❶ 病態カード「呼吸の異常」（表21）

「呼吸の異常」カードは傷病者を観察・評価し，「呼吸の異常がある」「急性呼吸障害がある」「急性呼吸不全がある」を判断するために利用します．

[*5] 言い当てる：① 選び取った知覚情報を評価する，② 評価を基に統合された判断を作る，そして判断を宣言することをいう．当てずっぽうという意味ではないことに注意．

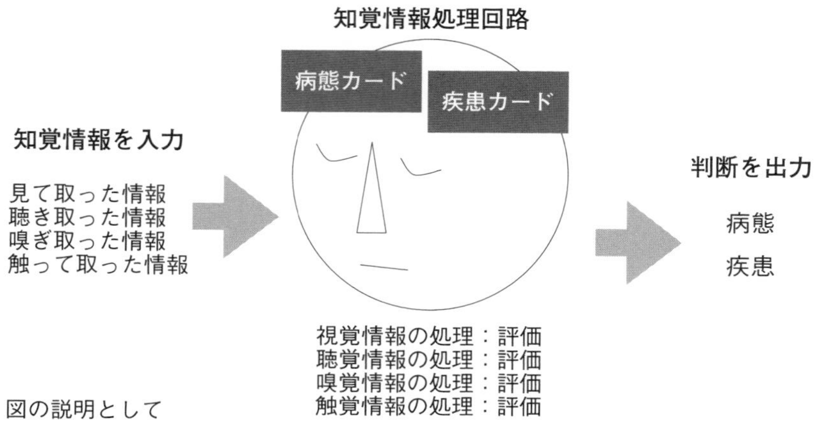

図の説明として

傷病者を観察する

救急隊員は，傷病者が身体症状として発現している現象を，見て，聴いて，嗅いで，触って，知覚し，その情報を思考回路に入力する

評価する

入力された情報は，過去の記憶（すでに獲得された知識）と照らし合わされ，知覚情報に対応する医学用語を評価結果として呼び出す

病態・疾患を判断する

評価を統合する定義された概念である「病態」や「疾患」に当てはまれば，その「病態」や「疾患」を返す（出力する）

図6　思考回路としての「病態カード」「疾患カード」

それぞれの定義を満たせば呼吸の異常がある，急性呼吸障害がある，急性呼吸不全があると判断し宣言します（SBARのSに相当）．呼吸の異常があるかないかは初期評価で判断します．急性呼吸障害と急性呼吸不全を判断するためには詳細な評価が必要になります（酸素投与による SpO_2 値の改善の有無を評価する必要がある）．

傷病者を観察し，「肩で大きな息をしている」「頸の筋肉を使って懸命に息を吸っている」（胸鎖乳突筋を使っている），「表情が苦しそうに息をしている」*6（広頸筋を使っているために吸気時に表情に変化が起こる）などを見たら，その観察所見を＜呼吸困難がある＞*7という医学用語に翻訳します（図7）．呼吸回数が30回／分以上あるいは極端に少ないことを観察したら，

*6「　」で囲んだ表現は一般市民（救急医療の教育を受けていない者）が傷病者の様子を表現する素朴な表現で，救急医療で共有されている専門用語ではない．救急隊員は「　」で囲んだ表現を救急医療の＜用語＞に翻訳する必要がある．

表 21　病態カード「呼吸の異常」

	呼吸の異常がある	急性呼吸障害がある	急性呼吸不全がある
定　義	＜呼吸困難がある＞or＜呼吸回数の異常がある＞or＜呼吸音の異常がある＞ならば，その状態を＜呼吸の異常がある＞と定義する	＜呼吸の異常がある＞and＜SpO_2の低下がある＞and＜酸素投与でSpO_2が改善する＞状態を＜急性呼吸障害＞と定義する	＜呼吸の異常がある＞and＜SpO_2の低下がある＞and＜酸素投与でSpO_2が改善しない＞状態を＜急性呼吸不全＞と定義する
意　義	呼吸の異常があれば，心停止マップの経路が始まったことを意味する（発熱，運動などによる生理的な呼吸の異常は除く）	呼吸の異常がありSpO_2の低下があるので，明らかに病的で緊急度が高い（心停止マップで心停止に時間的に近接している）	救急隊が行う処置ではSpO_2の改善は見込めない．病院で高度な気道確保と陽圧呼吸を行い，救命する時間的余裕を残す（現場活動の時間を短くする）
判　断	いつもと比べ，肩で息をしている・頸の筋肉（呼吸補助筋）を使っている（呼吸困難），呼吸が速い・遅い，ゼイゼイという音が聴こえるのいずれかがあれば＜呼吸の異常がある＞と判断し，対応策を選択する	定義のとおりに判断する．呼吸の異常がある傷病者のSpO_2が低いことを確認し，酸素投与で改善すれば＜急性呼吸障害＞と判断する	定義のとおりに判断する．呼吸の異常がある傷病者のSpO_2が低いことを確認し，酸素投与で改善しない時＜急性呼吸不全＞と判断し，直ちに病院に連絡・搬送を開始する
選　択	呼吸の異常があると判断したら，呼吸障害か呼吸不全かを鑑別する行動を選択する．呼吸不全の可能性を考え酸素投与を選択し開始する	適切な気道管理と酸素投与を行う．急性呼吸不全に進展しないうちに現場を出発し病院搬送を始める．そのために無駄のない詳細な評価・鑑別診断を行う	高度な気道確保と陽圧呼吸ができる病院の救急部専門チームにできるだけ早く引き継ぐことを選択する．それ以外のことを選択しない．酸素投与，急変予測と観察を実施しながら病院搬送を選択

その観察所見を＜呼吸回数の異常がある＞[*7]と評価します（評価とは感覚器

[*7] ＜ ＞で囲んだ用語は救急医療で共有されている専門用語.「息が苦しい」という表現は市民が用いる一般的な表現で専門的な表現ではない.「息が苦しい」状態を観察し，その結果＜呼吸困難＞と評価する（専門用語を割り当てる）ことで，論理的な医療を論理的に計画したり実行できるようになる.

を使った観察所見を医学用語に翻訳すること）（**図7**）．息をするたびにゼイゼイ，ヒューヒューという異音が聴こえる時には，その観察所見を＜呼吸音の異常がある＞[*7]と評価します．観察から評価ができれば次は評価を統合し判断を論理的に導きます（**図7**）．

評価から判断を導くには論理式（コンピュータのプログラム）を用います．救急隊員，医師，看護師が観察したことを医学用語に置き換える（評価する），評価した結果から判断を導く考え方（論理）を共有していれば同じ傷病者・患者を観察した時，同じ判断が導き出されます．肩で大きな呼吸をしていて，呼吸が明らかに速い時，呼吸の異常があると判断できない場合には，観察から判断に至る思考過程のどこかに問題があります．

傷病者が呼吸の異常を呈しているのに「呼吸の異常があります」と宣言できない場合，その原因は次のいずれかになります．① 観察ができていない（何を見たり聴いたりすればよいのか知らない・見えているが肝心なものを見て取ることができない），② 見たり聴いたりしているが観察したことを医学用語に翻訳できない（現象と医学用語のマッチング学習ができていない，評価ができない），③ 評価はできているがそれを論理的に処理し結論を導き

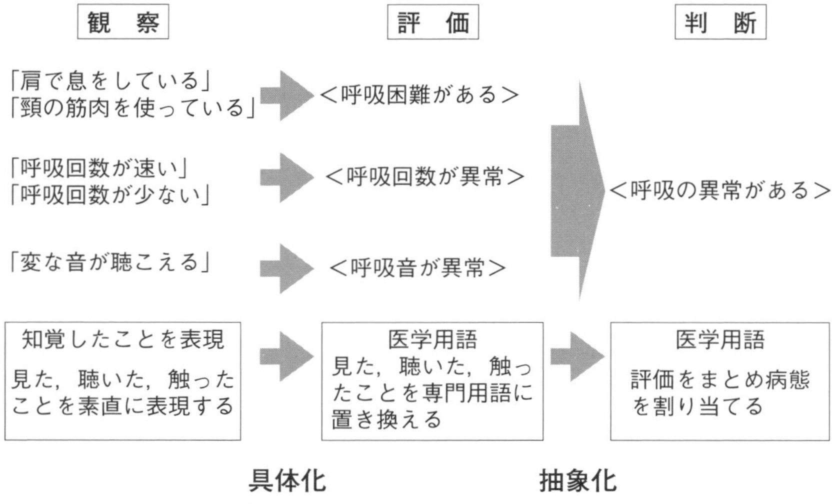

図7　「呼吸の異常がある」と判断する思考過程

出せない（病態の定義，疾患の定義を知らない）．このような分析（診断に相当します）ができれば，呼吸の異常がある傷病者に対し，「呼吸の異常があります」と宣言するための学習の仕方を考えることができるようになります（診断に対し治療を処方することに相当します）．

傷病者を観察し＜呼吸の異常がある＞という判断を導く考え方のプロセスは次のようになります（図7）．

1）観察を始める前の頭の準備

何を観察すればよいのかを頭の中で確認しリハーサルします．呼吸の異常を観察する際，次の項目を観察することを想起し，観察に必要な頭を整えリハーサルします．傷病者の呼吸の仕方（呼吸様式：肩で息をしている，呼吸補助筋を使っているなど）を見る，呼吸回数が速過ぎないか遅過ぎないかを見る，呼吸に伴ってヒューヒューやゼイゼイといった異常な音を聴き取る（耳をすます）こと，その場面をイメージします．傷病者を頭の中にイメージし，視覚と聴覚を集中し傷病者の呼吸の観察をリハーサルします（頭の中でやってみる）．リハーサルは現場到着までに終わらせておきます．

2）感覚情報の入力と処理

傷病者が発する現象を感覚情報として頭に入力し，情報を評価し医学用語に変換していきます（情報処理，評価）．「肩で息をする」「頸の筋肉を使っている」ことを視覚でとらえたら＜呼吸困難がある＞と評価します（専門用語で置き換える）．「呼吸回数が速い」または「呼吸回数が少ない」ならば＜呼吸回数が異常＞と評価します（専門用語で置き換える）．呼吸に伴ってヒューヒューという音やゼイゼイという音が聴診器を当てなくても聞こえるならば＜呼吸音が異常＞と評価します（専門用語に置き換える）．

3）評価を統合し判断を出力する

評価しながら変換した複数の専門用語をまとめて説明できる病態を検索し適切な医学用語を割り当て，判断として出力します（隊員に宣言する，医師に伝える）．＜呼吸困難がある＞，＜呼吸回数が異常＞，＜呼吸音が異常＞を満たす病態（定義された概念）を長期記憶の中から選び出します．ここでは＜呼吸の異常＞が当てはまりますので，この状況は＜呼吸の異常がある＞と判断します．「この傷病者は呼吸の異常があります」と宣言し，観察者の判断を救急隊全員で共有します．

❷ 病態カード「循環の異常」（表 22）

「循環の異常」カードは傷病者を観察・評価し，「循環の異常がある」「急性循環障害がある」「急性循環不全がある」を判断するために利用します．

それぞれの定義を満たせば，循環の異常がある，急性循環障害（ショック）がある，急性循環不全があると判断し宣言します．循環の異常があるかないかは初期評価で判断します．ショックが代償性ショックなのか非代償性ショック（急性循環不全）なのかを判断するには血圧の測定値が必要になります．

事前情報と現場の観察からショックが疑われる状況で傷病者を観察し，末梢循環の低下（顔色が悪い，皮膚が冷たいなど）や，意識が朦朧としたり不穏状態など中枢神経の機能障害（酸素供給が低下した状態）の症状や所見があれば，循環の異常があると判断し，ショックの可能性があるという認識で救急活動を行います．

さらに，＜顔面蒼白＞＜冷汗＞＜皮膚冷感＞があれば＜ショック＞と判断し，詳細な評価ではショックの鑑別を迅速に行います．＜ショック＞で収縮期血圧が 100 mmHg 以上であれば＜代償性ショック＞と判断します．＜代償性ショック＞は潜在的に致死的な病態であり，すぐに対応ができる病院で専門的な診断と治療を開始する必要があります．

＜ショック＞で血圧が低下している（収縮期血圧が 100 mmHg 未満など）状態は＜非代償性ショック＞と判断します．＜非代償性ショック＞（＝＜急性循環不全＞）と判断したら，心停止が急速に迫っており，すぐに病院に収容しなければ専門的な診断や治療を行う時間がないと判断し，現場離脱の準備を開始します（救命救急センターへの搬送依頼，車内収容など）．

＜急性循環不全＞はすでに心停止のカウントダウンが始まっている状態で心停止を回避する救命処置が必要ですが，＜急性循環障害＞は時間的に非代償性ショックほどは心停止が切迫していないので迅速に病院に収容すれば専門的な診断と治療を行うことが可能な状態といえます．

救急隊員が陥りやすい循環の異常に関する誤った判断を以下に記します

表 22　病態カード「循環の異常」

	循環の異常がある	急性循環障害がある（ショック）	急性循環不全がある（非代償性ショック）
定　義	循環の異常となる原因が疑われる状況で，末梢循環の低下，あるいは中枢神経の酸素供給が低下している症状や所見があれば循環の異常を疑う	＜顔面蒼白（視診）＞and/or＜冷汗（視診）＞and/or＜皮膚冷感（触診）＞があれば，その状態を＜ショック＞と定義する	＜ショック＞で＜血圧低下（測定）＞があれば，その状態を＜非代償性ショック（血圧が低下したショック）＞と定義する
意　義	循環の異常があれば，心停止マップの経路が始まったことを意味する	ショックの診断は視診と触診のみで行う．血圧の測定は不要．ショックで収縮期血圧が保たれている状態は代償性ショックという	非代償性ショックは心停止に極めて近接した状態であり，病院到着前に心停止に至る危険がある．即座に病院搬送を開始する基準
判　断	いつもと比べ，顔色が悪い，皮膚温が冷たい，意識の変容（ぼーっとしている，混乱しているなど）があれば循環の異常の疑いがあると判断し，詳細な評価でショックの原因を検索する	定義のとおりに判断する．血圧の測定は不要．＜顔面蒼白＞and/or＜冷汗＞and/or＜皮膚冷感＞ならショックと判断する．＜ショック＞and＜収縮期血圧が100mmHg以上＞なら＜代償性ショック＞と判断する	定義のとおりに判断する．血圧の測定は必須．＜ショック＞and＜収縮期血圧が100mmHg未満＞なら＜非代償性ショック＞と判断する．＜非代償性ショック＞なら＜すぐに心停止になる＞と判断する
選　択	いつもと比べ循環の異常があると疑われたらそれはショックの前駆状態を考え（選択する），ショックの原因検索を開始する（選択する）．選択してはいけないこと：意識の変容の原因を精神疾患・認知症と考えること	ショックの治療ができる病院に迅速に搬送することを選択し，現場滞在時間を短縮する（要点のみを聴取）．酸素投与を開始	非代償性ショックの状態の傷病者に最も安全な場所は高度な救命処置（ショックの原因に対する治療）ができる病院．非代償性ショックと判断したら病院搬送を最優先するよう頭を切り替える

（誤った判断の例と誤りの原因の説明）．

① 初期評価でショックと判断せずに，まず血圧を測定し収縮期血圧が100mmHg以上だとショックはないと判断する（説明：定義を知らない）．

② ＜顔面蒼白＞＜冷汗＞＜皮膚冷感＞はあるが，血圧が保たれているので

（例：収縮期血圧が 120 mmHg）ショックではないと考える（説明：ショックの判断に血圧は必要ない）．

③ ＜ショック＞なので現場滞在時間が延びても詳細な情報，輸液などを行うほうが傷病者の予後改善につながると考える（説明：ショックは病院での専門的な診断と治療が必要，現場活動は短くする）．

❸ 病態カード「心停止マップ」（図 8）

図 8 に急な傷病に見舞われた傷病者が心停止に至る経路をまとめました．さまざまな疾患や外傷が原因となり心停止に至りますが，傷病が発生してから心停止に陥るまでの時間によりその経路は大きく 2 つに分けることができます（図 8）．1 つは数秒から数分で心停止に陥る場合で，他は数時間の経過で心停止に陥る場合です．

救急活動では出場指令からとりあえずの診断を作り，現場到着までにプラ

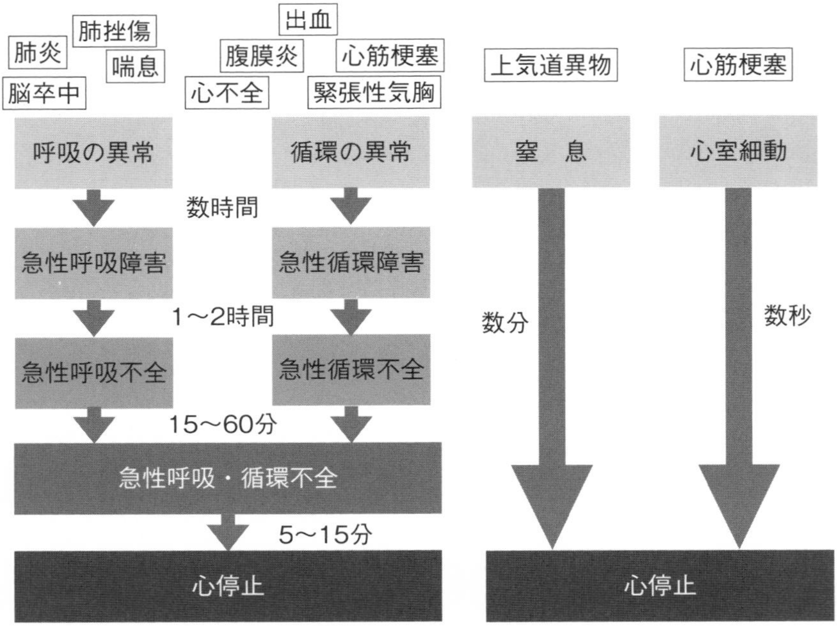

図 8　心停止に至る経路と近接性「心停止マップ」

ンAとプランBを作ります（表1の1.と2.）．現場に到着したら現場観察と傷病者のズームイン・アセスメント（表7）と初期評価（表8～10）を行います．この時，ズームイン・アセスメントと初期評価を統合し，傷病者が「心停止マップ」のどこにいるのかを瞬時に判断しマッピングします（図9）．図9の記号の説明（心停止マップ上の位置）と記号の解釈は表23にまとめました．記号あるいは心停止マップの位置とその解釈を隊員同士で共有することで，現場活動や搬送中に傷病者が心停止に陥ることを回避する救急活動の計画が立てやすくなります．

数秒から数分で心停止に陥る病態には心室細動（数秒）と窒息（数分）があります．心室細動の原因には心筋梗塞やブルガダ症候群などのさまざまな疾患や病態があります．また，窒息の原因には食物などの異物による上気道閉塞や咽頭膿瘍といった病態と疾患があります．今まで普通にしていた人が「急に倒れたり」「ぐったりした」場合，すなわち＜突然卒倒＞した場合は＜心室細動による心停止＞を考え，直ちに＜一次救命処置＞を開始します．

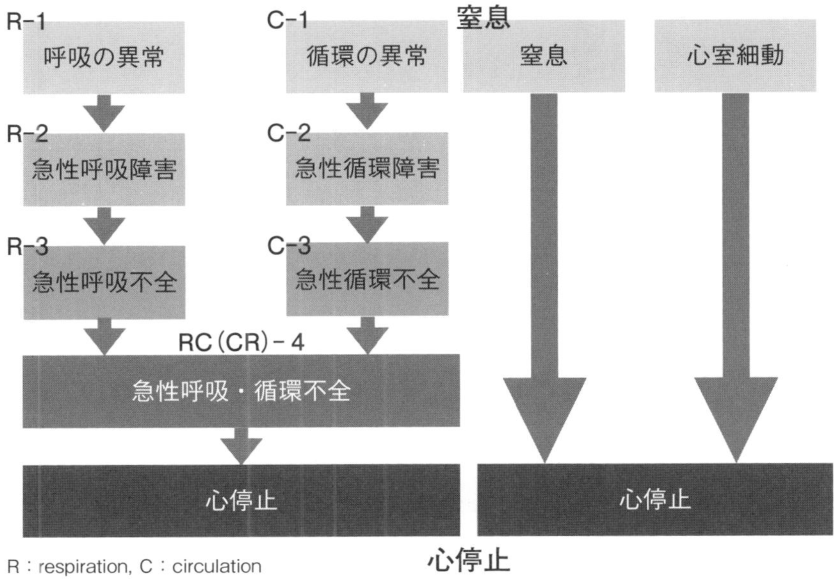

図9　心停止マップを使ったマッピングの例

表23 心停止マップを使ったマッピングの記号の解釈

記　号	心停止マップ上の位置	記号の解釈
R−1	呼吸の異常がある	傷病者は心停止マップ上に位置しており，C−2,3 への進展をモニタする必要がある
R−2	急性呼吸障害がある	呼吸原性心停止が 1 〜 2 時間後に近接している．病院での専門的な診断と治療が必要
R−3	急性呼吸不全がある	心停止が 15 〜 60 分後に迫っている．直ちに病院へ搬送する必要がある
C−1	循環の異常がある	傷病者は心停止マップ上に位置しており，C−2,3 への進展をモニタする必要がある
C−2	急性循環障害がある（ショック）	ショック・心原性心停止が 1 〜 2 時間後に近接している．病院での専門的な診断と治療が必要
C−3	急性循環不全がある（非代償性ショック）	心停止が 15 〜 60 分後に迫っている．直ちに病院へ搬送する必要がある
RC（CR）−4	急性呼吸・循環不全がある	5 〜 15 分で心停止に陥る．搬送中の心停止を予測した上で直ちに病院へ向かう
窒　息	窒息の状態である	呼吸原性心停止を予測し気管挿管の準備を整える
心停止	心停止に陥っている	R 系なら呼吸原性心停止，C 系ならショック・心原性心停止と判断し，原因に対する治療・蘇生を行う
該当する記号がない	呼吸の異常・循環の異常はなく，心停止マップを使って傷病者の状態をモニタする必要はない	心停止マップにマッピングできない．その時点では心停止のカウントダウンを開始する必要はない．詳細な評価を行いながら，呼吸の異常・循環の異常を監視する

食事中に「突然咳き込んだり」「胸を拳で叩いたり」する場合は＜窒息＞を疑い，ハイムリック法による異物除去を試みます．＜窒息＞が疑われた傷病者が数分の経過で「ぐったりした」場合は，窒息による＜呼吸原性心停止＞を考え，直ちに呼吸原性心停止に行う＜一次救命処置＞を開始します．

数時間の経過で心停止に至る病態は大きく呼吸の異常で始まる経路と，循環の異常で始まる経路の2つの経路があります（図8）．呼吸の異常をきたす傷病には肺炎，喘息，肺挫傷などの胸部の疾患・病態や脳卒中など意識障害による気道の閉塞や換気障害があります．循環の異常をきたす傷病には消化管出血，腹膜炎・急性膵炎，心不全，心筋梗塞や緊張性気胸などの疾患・病態があります．心停止マップの特徴は傷病者の初期評価から「呼吸の異常」「循環の異常」を判断し，マップ上の位置を特定できる点にあります（**図9**）．また，「呼吸の異常」（R-1）と「循環の異常」（C-1）の判断とマッピング（マップ上で位置を特定する）には原因となる傷病の診断は必要ないことも特徴の1つです（医学知識や専門的なトレーニングを必要としない）．「傷病者はR-1の状態です」と宣言すれば傷病者は何らかの原因により呼吸の異常をきたしており，心停止マップを使って経過を厳重に監視しR-2への増悪を早期発見・迅速対応する態勢を整えます．

数時間の経過で心停止に陥る傷病はさまざまですが，**図8**のように心停止に至る経路は共通しています．どんな傷病であれ，心停止に至る経路は呼吸の異常（例：意識障害では舌根沈下や呼吸中枢の失調から呼吸の異常を呈する）または循環の異常（例：腹膜炎では循環血液量の減少からショックに至る）からスタートします．これらは呼吸回数や脈拍数のわずかな増加として出現します．呼吸の異常や循環の異常が進行すると（例：傷病者が自宅で様子をみる），肩で息をする急性呼吸障害や顔色が悪くなる（顔面蒼白）急性呼吸障害（R-2）を呈するようになります．初期の急性呼吸障害は酸素投与により改善しますが，急性呼吸障害が進行すると酸素投与してもSpO_2が改善しない急性呼吸不全（R-3）の状態に陥ります．急性呼吸不全の状態になれば一刻も早い病院での緊急治療が必要になります．急性循環障害（C-2）とは顔面蒼白・冷汗・皮膚冷感を呈する状態（ショック）で血圧が維持されている状態（例：初期評価からショックと診断できるが，血圧を測定してみると120/85 mmHg の場合，すなわち代償性ショック）をいいます．ショック（ショック自体は初期評価で診断する）で血圧が保たれている急性循環障害（C-2）は，循環の安定化とショックの原因の治療をタイミング良く行うことで救命と根本治療が可能な病態です．急性循環障害に対する病院での治療が遅れると，ショック症状は進行しついには血圧を維持できなくなり血圧が低下し始めます（この状態を急性循環不全という，C-3）．ショックで血圧が低下し始める急性循環不全の行き着く先は心停止であり，この状態になると心停止を回避するための蘇生的な治療が必要になります．

呼吸不全，すなわち低酸素血症が進行すると心臓への酸素供給の減少から心臓のポンプ機能が低下し，ショック状態に陥ります．この状態を急性呼吸・循環不全〔RC(CR)-4〕といい，この状態になるとあっという間に心停止になってしまいます（図8）．また，急性循環不全から意識障害・舌根沈下・低換気をきたすと同じく急性呼吸・循環不全に陥ります．

心停止に至る経路はすべての傷病者に当てはめることができます．救急活動では傷病者がこの経路（地図，マップ）のどこにいるのかを判断し，その進行を心停止に至る経路としてモニタしておく必要があります．該当する記号がない（心停止のマップには乗らない）傷病者ではその時点では心停止のカウントダウンを開始する必要はありません（表23）．

❹ 呼吸の異常・循環の異常がある傷病者に対する救急活動のルール

心停止マップにマッピングできる傷病者（初期評価で呼吸の異常がある，あるいは循環の異常がある傷病者）に対する救急活動のルールをまとめました（表24）．

初期評価で呼吸の異常がある，または循環の異常があると判断したらルール1を選択し，今傷病者は心停止に至る経路の中でどの位置にいるのかを特定します．どこにいるのかを特定すれば，心停止までどれくらいの時間が残されているのか（心停止への近接性）を心停止に至る経路の図9から視覚的に把握することができます．

次に，ルール2を使って救急活動のゴール（現場滞在時間の設定や搬送先病院の選定）を設定します．呼吸の異常や循環の異常を呈する傷病者，すなわち不安定な傷病者ではルール1により心停止までの時間(心停止の近接性)を推定し，その上で救急活動のプラン（現場到着までに策定したプランAとプランB）をルール2を使って練り直します．救急活動の練り直しでは，まず救急活動の時間を設定します．活動時間を設定したらカウントダウンを

表 24　知識カード「呼吸・循環の異常に対する救急活動のルール」

ルール	内　容	説　明
ルール 1 今どこか	心停止に至る経路のどの位置にいるのかを特定する．病院での治療を開始するまでの許容時間（救急隊が使う時間）（図 10）を決定する	初期評価で呼吸の異常や循環の異常があると判断したら，頭の中の心停止に至る経路を読み出し，傷病者がどこに位置するかを同定し，傷病者の命の持ち時間（図 10）を推測する
ルール 2 活動時間を決める	心停止に至る経路のどこにいるかを特定したら，心停止までの近接性を推測し，現場に滞在し救急活動を行う時間を設定し周知する（時間になったら時間切れを宣言する）	現場到着までに組み立てたプランを，傷病者の初期評価の判断に応じて練り直す．プランの練り直しの最初に活動時間の目標（救急活動を切り上げ現場を出発する時間）を設定する
ルール 3 優先順位を決める	傷病者の予後改善・救命に最も効果がある処置を選択する．優先順位の高い処置・特定行為を，ルール 2 で決定した時間内に終了する	心停止が近接した傷病者では現場活動の時間が長くなるに従い，救命のチャンスは減少する（図 10）．病院での蘇生に成功する時間を残すことが救急活動のゴール

開始し，救急活動終了 2 分前になったら救急活動を収束し現場出発に備えます．

最後はルール 3 を使って救急活動の優先順位を決定します．救急活動プロトコールの中で最優先される項目は，病歴では SAMPLER のイベント（119 番通報したきっかけと経緯）の聴取，とりあえずの処置では酸素投与，目撃のある心原性心停止では胸骨圧迫と除細動，呼吸原性心停止では気管挿管による気道の確保と酸素化，ショックでは現場の早期離脱と搬送途上の輸液などがあります．不安定な傷病者に対する救急活動では，救急隊が職務上実施できることすべてを網羅的に実施する時間的な余裕はありません．できることをすべて実施していると知らない間に時間が経ってしまい，結果的に病院到着が遅れてしまうことがあります．心停止に至る経路から見た病院前救急活動の質（図 10）にこの関係を示しました．

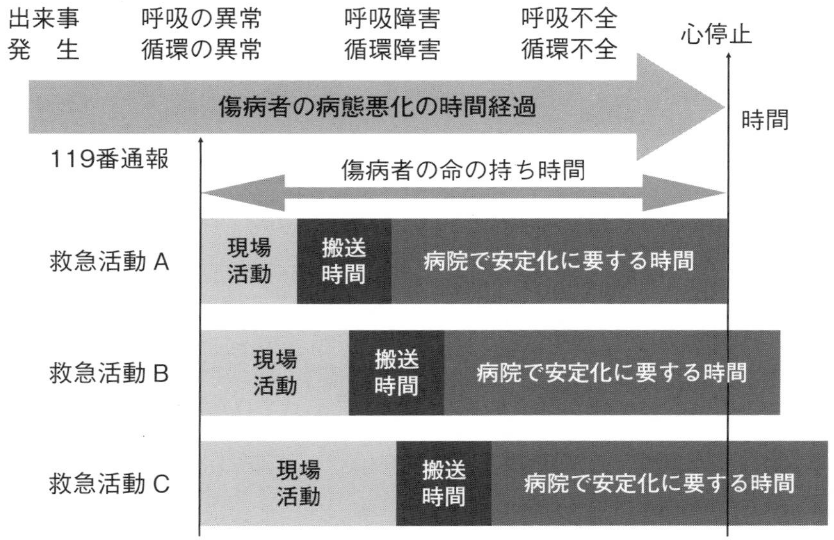

図 10 心停止に至る経路から見た病院前救急活動の質

ある傷病者に急な傷病が発生し（出来事発生），家族が「息の仕方がおかしい」「顔色が悪くなった」ことから 119 番通報したと仮定します．傷病者の病態は時間経過とともに悪化し，急性呼吸障害・急性循環障害から急性呼吸不全・急性循環不全に進展し，ついには心停止に陥る運命にあるとします．119 番通報した時点で傷病者の命の持ち時間（心停止に至るまでの時間）は決まっています（**図 10**）．このような事例に対し，3 種類の救急活動（救急活動 A，B，C）を考えてみたいと思います．どの救急活動においても搬送先病院は同じだと仮定し，搬送時間は同一，また病院に搬入された患者を専門の診療チームが安定化するのに要する治療時間も同一とみなします．

救急活動 A では，初期評価で呼吸の異常・循環の異常があると判断したので**表 24** のルールを選択します．まず，ルール 1 を使って心停止マップ上に傷病者の位置を特定し，次に，ルール 2 を使って現場滞在時間を事前に設定します．さらに，ルール 3 を使ってルール 2 で決定した時間内で終了できる優先順位が高い処置・特定行為を選択・実施し，予定した時間を使い切ったら救急活動を切り上げ病院搬送に移ります．救急活動の時間，搬送時間と病院で患者の安定化に要する時間が傷病者の命の持ち時間内に収まれば傷病者を救命することができます．呼吸の異常・循環の異常を呈する傷病者では，病院での治療を見越した救急活動をルールに則って計画・実践することで，傷病者の予後改善や救命率の向上を達成することができます．

救急活動Bは，救急活動Aと同じようにルール1，2，3を使って傷病者をマッピングし，救急活動時間をあらかじめ決定し，優先順位が高い処置・特定行為を行いましたが，時間管理が行われず知らず知らずのうちに現場滞在時間が延びてしまいました（救急活動Aでは，時間管理を担当する隊員が「制限時間になりました」と宣言し，隊長が「それでは病院搬送に移ります」と宣言しています）．結果的に救急活動の時間，搬送時間と病院で患者の安定化に要する時間の総和が傷病者の命の持ち時間を超えてしまい，救急活動Bでは患者を救命することはできませんでした．

救急活動Cでは，傷病者の緊急度・重症度が高いという判断で気管挿管認定救命士が同乗する救急車1と，ショックに対する輸液の認定を有する救命士が同乗する救急車2との連携活動になった事例です．救急隊2隊が出場したためルールの適応が曖昧になり，それぞれの隊ができる処置・特定行為をすべて行いました．結果的に現場活動時間は長くなり，病院に到着した時には精一杯の高度な救命処置を行うだけの時間しか残っておらず，安定化のための専門的な治療は行えずに心停止に陥りました．

病院前救急医療と病院での救急医療はうまく連携し機能することで初めて傷病者の予後改善や救命率の向上を達成することができます．特に，呼吸の異常・循環の異常があると判断した傷病者に対する救急活動では，知識カード「病態カード」「心停止マップ」と「呼吸・循環の異常に対する救急活動のルール」を利用し，救急活動Aのような活動を行うことを目指してください．

B

指導者用ワークブック

1. シミュレーション学習とその目的
2. シミュレーション学習を指導するために
3. 救急活動シミュレーション学習の実践
4. ロールモデルに育つ / 育てるシステム
(オリエンテーション)

「救急活動シミュレーション学習」は消防組織内あるいは地域メディカルコントロールの仕組みの中で消防組織が自主的に展開することを想定しています．消防組織内で行う場合には指導的救急救命士などを中心にシミュレーション学習を企画し，医学知識が必要な箇所はメディカルコントロール医師が監修するといいでしょう．消防組織，メディカルコントロールの仕組みの中で行う救急活動シミュレーション学習の例は「D 消防組織内で行う救急隊員シミュレーション研修」で説明します．

B-1　シミュレーション学習とその目的

シミュレーション学習は多くの点で従来から行われている授業・講義形式の学習と異なります（「B-2 シミュレーション学習を指導するために」で詳しく説明，**表 25** を参照）．救急活動シミュレーション学習の指導者は，学習の効果・効率・魅力を高めるために，次に説明するシミュレーション学習の特徴を理解した上で，シミュレーション学習を計画・実施し学習者中心の振り返りを支援する必要があります．

私達（2016 年現在，メディカルコントロールの仕組みの中で仕事をしている救急隊員・医療者）のほとんどは，小学校以来，カリキュラムに従って教員が準備した授業を受け，その学年（そのカリキュラム）で勉強することになっている知識を吸収してきました．教科ごとの知識体系の知識を網羅的に覚え，筆記試験では暗記したことを答案として再生し（覚えていることを思い出しながら問題を解く），試験に受かったら暗記したことを忘れるといった勉強を繰り返し行ってきました．私達の多くが慣れ親しんでいる勉強の仕方は，教員（知識を持っている人や教科書）から一方向的に（教師から学習者に向かって）与えられる知識を学習者が吸収するという方法で，このような勉強の仕方，というより教員による授業や講義のやり方は，一方向的な知識伝達型教育（**表 25**）と呼ばれています．

知識伝達型教育で勉強したり指導することに慣れ親しんだ指導者がシミュレーション学習を指導する際，最も陥りやすい落とし穴は，シミュレーション学習を知識伝達型教育の指導法で指導してしまうことです．従来の知識伝達

表 25　知識伝達型教育とシミュレーション学習の違い

クエスチョン	知識伝達型教育 （これまでの教育）	シミュレーション学習 （これからの学習）
学習のゴールは？	① 学問・教科の知識体系の「知識」を網羅的に吸収し，よく「知る」．知識を試験で再生すること	② 考える・行動する・連携する・達成する技能を使って意味・価値のある結果を出せること
誰が主役か？教員，学習者の役割は何か？	③ 教室の主役は教員（教員は「壇上の聖人」Sage on the Stage），教員は伝達する知識の内容を決め教員のやり方で伝える．学習者は教員が一方向的に与える知識をノート・頭に吸収する．学習者は教員の指示に従う	④ 主役は学習者．学習者は能動的に学習活動に関与し練習しながら学習する（やってみる・フィードバックを受ける，振り返る，またやってみる）．From Sage on the Stage to Guide on the Side（壇上の聖人から寄り添う案内人へ）
勉強の仕方は？	⑤ 伝達された内容を記憶する．暗記するために繰り返し練習する．試験では記憶を再生し，知識を再現する（合格の条件）	⑥ 知識を応用して，学習目標の行動ができるようになるまで何度も練習する（違うシナリオで）
教員の教育技能として求められるのは？	⑦「内容の専門家（資格・経験を持った医療者・救急隊員）であれば教員ができる」という前提．実際はほとんどの教員は教育・教材設計の専門的なトレーニングを受けていないので，教育の方法は自分のやり方で行っている場合が多い（自分が慣れている知識伝達型講義，すなわち「説明する」が多い）	⑧「内容の専門家」（経験を積んだ医療者・救急隊員）で，設計された教材の意図が理解できることが前提．その上で学習者中心のインストラクションを行う動機がある．学習者が必要とする知識・技能（need-to-know）に焦点を当てた学習を支援する
学習者に求められる学習技能は？	⑨ 時間どおりに教室に現れ，座して講義をじっと聞くことができればよい．受動的な態度でかまわない．知識は教員が与えてくれるという態度	⑩「できる」ようになるために，自分で挑戦し失敗しながら「できる」頭を組み立てようという態度と学習活動への能動的に関与する態度
評価の仕方は？	⑪ 教員がカバーした内容について「覚えている」か否かを問う同じ試験を学習者全員が受け，点数により順位づけする．ある点数（合格基準）を獲得すれば合格とする（筆記も実技も）．それ以下は不合格	⑫ 完全習得を評価する．「できる」ことが確認できれば合格（学習者に応じて難易度を調節する）．不合格はなく，何度でも挑戦できる．学習者の既有知識，学習スタイル，学習に必要な時間などを配慮し，評価の方法を考慮する

型教育に慣れ親しんだ私達が指導者となり，これからの学習法であるシミュレーション学習（表 25）を適切に指導をするためには，指導者自身が指導に失敗し，その改善を行うサイクルを繰り返しながらシミュレーション学習の指導法を獲得していく必要があります．

次に，救急活動シミュレーション学習の効果（学習者がゴールを達成し救急活動の質を一段階改善する）や魅力（やる気にさせる，動機づけする，結果的に学習に集中し能動的に関与する）を向上するための学習科学，指導のコツおよび指導者の振り返りの仕方について説明します．

B-2 シミュレーション学習を指導するために

ここではシミュレーション学習の指導の背景にあるシミュレーション学習の考え方（表 25 に従来の知識伝達型教育と対比させて示した），シミュレーションの学習科学（経験学習モデルと事例駆動型推論）および指導のコツを説明します．また，救急活動シミュレーション学習の本来の目的である「傷病者の予後改善・救命につながる救急活動ができる救急隊員になる」ために，どのような学習成果がどのような構造になっているかを示しました．最後に指導者の成長を支援する振り返りの仕方について説明します．

❶ 知識伝達型教育とシミュレーション学習の違い

教員が一方向的に知識を伝達する教育（表 25）では知識を「知る」（表 25 の①）ことはできるかもしれませんが，知識を使って考え，行動し，連携して何か（仕事として意味や価値がある結果を出す）が「できる」（表 25 の②）ようになるわけではありません．

知識は教えることができても，仕事を遂行するための知識の使い方（仕事に必要な知識を集め[*8]，それらを仕事を遂行するための手順・ロジックとして組み立てる[*9]）は学習者自身が考え，自分で組み立てたプランの出来具合に納得する[*10]必要があります．仕事を遂行するために知識を組み立てる学習は，従来の知識伝達型教育の勉強の仕方（表 25 の⑤）とは異なり，学習者

*8 仕事に必要な知識を集める：例えば，救急活動プロトコールの台本（表 1）の⑤では知識カード「とりあえずの診断・プラン A・プラン B」を取り出して，カードの項目を実施するなど．

*9 手順・ロジックを組み立てる：プラン A・プラン B を考えることや，救急活動プロトコールの台本（表 1）の⑩と⑪で評価に基づく特定行為などの手順を選んだり，⑬ a と⑭ a で論理的に考え救命救急センターを選定するロジックを組み立てるなど．

*10 自分で自分の決定に納得する：教員から教えられたことを受動的に受け入れるのではなく，自分で能動的に頭の中で考え出したことや結論に至る思考プロセスを批評的に吟味し「どう考えても正しい」と自分自身で納得すること．クリティカル・シンキングと同義．

が能動的に何度も練習を行う必要があります（**表 25** の⑥）．そこでは教員の役割も異なってきます（**表 25** の③と④）[*11]．仕事を遂行するための手順を知識として説明（講義）すると，学習者は仕事の仕方を組み立てる代わりに，仕事の手順という知識として暗記しようとします．暗記された知識はそっくりそのまま再生することは可能ですが，さまざまな状況に応用するという使い方はできません（**表 25** の⑤）．前書『スクリプトで学ぶ救急活動プロトコール』と本書『救急活動シミュレーション学習』は，インストラクショナルデザイン[*12]を応用して執筆されています．指導者は学習者がシミュレーションで使用する知識カード（**表 3**）を設計の意図に合わせて利用することで，シミュレーション学習の指導技能（**表 25** の⑦と⑧の対比）をだんだんと獲得することができます（指導する→指導法を振り返る→改善策を考える→次の指導で試みる：経験学習サイクル，後述）．

救急活動の原則を一般的な知識として教えることはできても（標準テキストの内容を講義するなど），原則を応用してさまざまな状況で救急活動を具体的にどう組み立てるのかを教えることはできません．状況ごとに異なる救急活動を学ぶ場面，すなわち救急活動シミュレーション学習では，状況ごとに（シナリオごとに）学習者が知識の使い方を時間をかけて考え，試行錯誤を繰り返しながら知識を組み合わせて状況に応じて救急活動を組み立てることを学びとる必要があります（**表 25** と次項「❷ 経験から学ぶ」を参照）．

学習者の内側で生じる学習（学習活動への能動的な関与）は動機によって駆動され，学習成果は学習者自身がその内部（例えば頭の中）で生み出します（**表 25** の⑩）．救急活動の組み立て方を指導者が外部から教えることはできません．指導者にできるのは学習者を動機づけすること，学習環境を整え学習者の内部で学習が生じやすくすることにとどまります（**表 25** の⑩）．

---

*11 From Sage on the Stage to Guide on the Side : Sage on the Stage；学習者の前で教壇に立ち講義で知識を与えるの意．Guide on the Side；学習者がシミュレーションする時，学習者の側に位置し学習の主役である学習者を支えるの意．救急活動シミュレーション学習の指導者は，Sage on the Stage ではなく Guide on the Side であることが必要とされる．

*12 出典：鈴木克明：特集 教育・研修技法－インストラクショナルデザインの基礎とは何か：科学的な教え方へのお誘い－．消防研修 2008 年（9 月）：84：52-68.

救急活動シミュレーション学習で学習者が成果を上げるためには，学校や集合研修（知識伝達型教育）で黙って教員の講義を聴くという受け身の態度（表 25 の⑨）ではなく，自分から学習活動に能動的に関与する態度が必要になります（表 25 の⑩）.

知識伝達型教育とシミュレーション学習では学習者のパフォーマンスを評価する考え方と方法も大きく異なります（表 25 の⑪と⑫）．これまでの教育では学習者は全員が同じテストを受け，ある一定の点数（例えば 70 点）以上を獲得すれば合格，それ未満では不合格になっていました．試験問題の多くは一般的な知識を暗記し，試験で問われている知識を思い出す（再生）ことができるかどうかを問うものでした．シミュレーション学習では完全習得ができたかどうかを評価します．完全習得しているか否かの判断は，学習者のレベルに応じた複数のシナリオで設定されたパフォーマンスができるかどうかで行います．「できる」とは完全にできることで，10 点満点であれば常に 10 点を獲得できる状態をいいます．救急救命士の資格を持たない救急隊員で経験が浅い，救急救命士の資格はないが経験が豊富な救急隊員，救急救命士であるが経験が浅い救急隊員，救急救命士で経験が豊富な救急隊員では，ゴールとして設定するパフォーマンスのレベル（難易度）が異なります．シミュレーション学習では学習者の特性（資格，経験，学習スタイル，学習に必要な時間など，後述）に応じてパフォーマンスを評価します．パフォーマンスの評価結果は学習者の能力を評価するものではなく[*13]，教材の出来具合と指導の効果・魅力を改善するために利用します．

次に，学習者がシミュレーション学習を通して救急活動の組み立て方を学習する方法（どのように学習するのか）について説明します．

[*13] キャロルの時間モデル：インストラクショナルデザイン（ID）では学習者は誰でも学習ゴールを達成できる能力があるという前提に立つ．入学試験のような順位づけは行わない（能力主義）．ID では学習者はそれぞれの特性に応じて完全習得に要する時間が異なると考え，学習に要する時間と学習の機会を確保する学習デザインを行う．完全習得できなかった場合には学習デザインが不適切だったとみなし，教材設計・指導法を改善する．この考え方をキャロルの時間モデルという．

❷ 経験から学ぶ：経験学習モデル（図 11）

私達は経験から学び自分の実践を改善しています．学校や研修で学んだことも，自分の経験の中で「本当だ」と確認することで納得し自分の知識として蓄えます．

「人は経験から学習する存在だ」と考える学習理論の中で最も知られているのはコルブの経験学習モデル（図 11）です．以下，コルブの経験学習モデルを救急活動シミュレーション学習と関連づけながら説明します．

学習者は自分が必要な時間をかけて事前学習を行い，シミュレーション学習の進め方について十分納得した上でシミュレーションを具体的に経験します．シミュレーション学習における具体的な経験とは，学習者がシミュレーションの環境（シナリオ，知識カード，他者，マネキン・模擬患者など）の中で傷病者役・関係者役（あるいはマネキンなど）と能動的に働きかけることで生じる相互作用をいいます．具体的経験により環境との相互作用（救急活動プロトコールの台本に沿って考え行動する）という出来事が生み出されます．

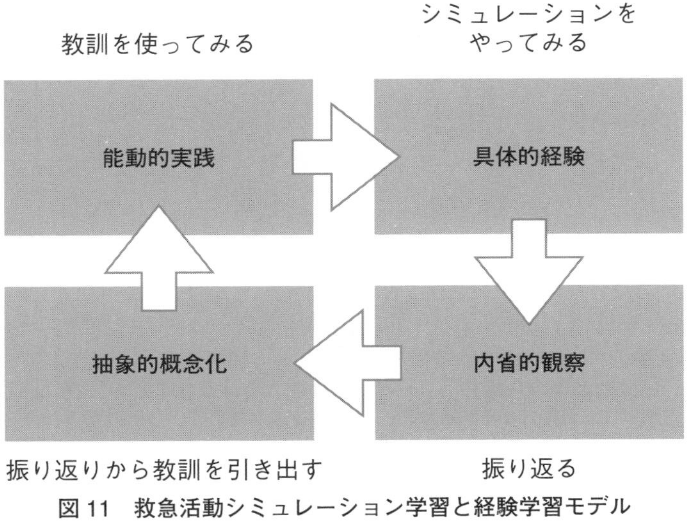

図 11　救急活動シミュレーション学習と経験学習モデル

学習者はシミュレーションの場を離れ，具体的経験により得た環境との相互作用という出来事の意味をさまざまな観点から振り返り，意味づけを行います(振り返り)．この活動が内省的観察に相当します．救急活動シミュレーション学習では救急活動の出来映え（傷病者の予後改善・救命をもたらしたかなど）と仕事の出来映えを左右するプロセス（**表1**の①から㉔）が振り返りの対象になります．

第3段階の抽象的概念化では，経験を振り返ることで経験した具体的な状況以外の他の状況も応用可能な知識・ルール・スキーマ[*14]やルーチン[*15]を自ら作り上げることを意味します．救急活動シミュレーション学習では経験を振り返り，経験したシナリオ以外の状況（他のシナリオ）でも応用できそうな「こういう場合はこう考える」「こうしたほうがい良い」といった教訓を引き出すことに相当します．

最終プロセスの能動的実践とは，抽象的概念化で作り上げた自分の知識・ルール・スキーマやルーチンなどの教訓を次の救急活動（シミュレーションあるいは実際の救急活動）で使ってみること，そして使ってみることで次の経験や内省を生み出すことを意味しています．

学習経験モデルは救急活動シミュレーション学習だけでなく実際の救急活動にも当てはめることができます．シミュレーション学習でも実際の救急活動でも，「能動的実践・具体的経験」と「内省的観察・抽象的概念化」という2つのモードが循環しながら，救急活動の深い知識が想像され，学習は成長が生起すると考えられます．この2つのモードを伴わない消防組織での救急活動は，ただ同じことを繰り返すという仕事の習慣を生み救急活動の質低下につながります．

---

*14 スキーマ：人が頭の中で知識を体系化・構造化した（まとまった）知識．洗顔というスキーマには洗面所に行く，蛇口をひねる，水が出てきたことを確認する，水を手ですくう，水の入った手を顔に持って行く，手で顔を洗う，蛇口を止める，タオルを取る，タオルで顔を拭くなどの知識で構成されている．知識を体系化・構造化することで日常・仕事の動作を円滑に効率よく行うことができる．

*15 ルーチン：通常の仕事などで型どおりの決まりきったやり方，手順．

❸ 事例駆動型推論（図 12）

事例駆動型推論（case-based reasoning：CBR）はシミュレーション学習で学習者の内部で生じる学習活動を説明する理論です．効果的・魅力的なシミュレーション学習とは，学習者が事前駆動型推論を何度も使って自分自身の問題解決の辞書・データベースを拡張できる学習ということができます．

私達は新たな問題に直面した時，「以前に似たような問題を解決した時に使った知識が使えないか」と考え，記憶の中を検索します（自分で具体的な例を考えてください）．過去の問題解決で利用した知識を記憶の中から見つけ出したら，その知識を再利用し問題解決を試みます．問題解決がうまくいけば問題解決を終了します．問題解決がうまくいかない場合は，その知識はそのままでは再利用できないと判断し，その知識を他の知識を使って修正し

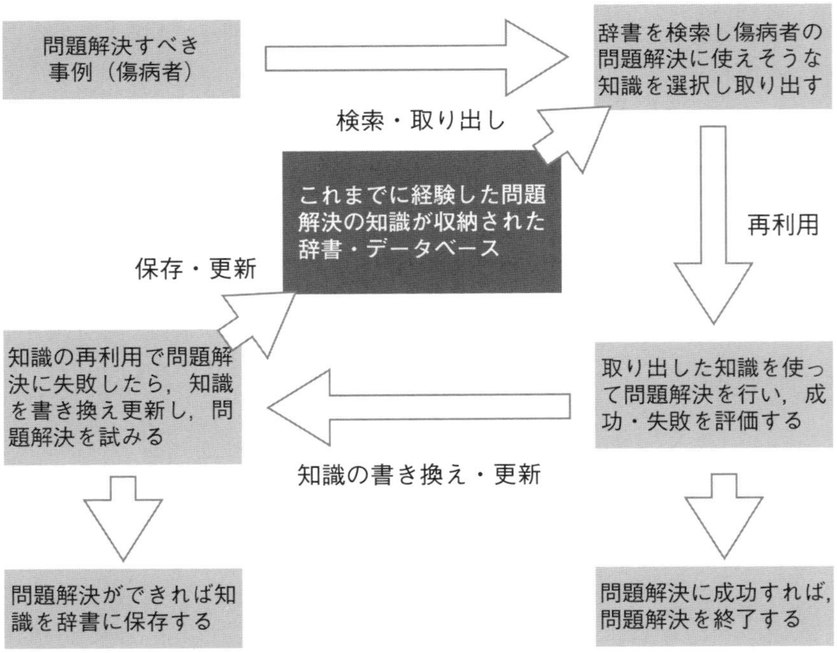

図 12　事例駆動型推論（case-based reasoning：CBR）

何とか問題を解決します．この修正された問題解決の知識は新たな知識として記憶に追加され，将来の問題解決に再利用されます．私達はこのようなプロセスを繰り返しながら，問題解決の知識を辞書あるいはデータベースとして蓄積していきます．問題解決の経験が増えるに従い，問題解決に再利用できる知識量は増大していくことになります（問題解決の達人に成長する）．このプロセスは事例駆動型推論（図12）と呼ばれ，私達が問題解決技能を発達させる基本的な機序，すなわち学習が成立する過程と考えられています．

事例駆動型推論は図12のように4つの活動のサイクルと考えられています．まず，解決すべき問題が学習者に提示された時（救急活動シミュレーション学習ではシナリオ提示），学習者は過去に似たような問題がなかったかどうかを検索し，その問題解決に利用した知識を取り出します（検索・取り出し）．次に，取り出した知識を再利用して提示された問題解決を試みます（再利用）．問題解決がうまくいけば問題解決は終了します．その知識では問題解決がうまくいかない場合は，取り出した知識を問題解決に適したように書き換え知識を更新します（書き換え・更新）．書き換えた知識が提示された問題解決に有効だと確認できれば，その知識は問題解決の辞書・データベースに保存され，辞書・データベースは更新されます（保存・更新）．

救急活動プロトコールの台本（表1）を使って，事例駆動型推論がシミュレーション学習で重要な役割を果たしていることを説明しましょう．シミュレーション学習（実際の救急活動でも同様）で出場指令を受け，とりあえずの診断やプランA・プランBを考える時，救急隊員は過去に経験した事例の記憶を検索し似たような事例を参考に「とりあえずの診断はたぶん○○だろう」「プランA・プランBは△△・□□だろう」という期待（仮説）を作ります．現場で傷病者の初期評価と詳細な評価から現場診断を作りますが，現場診断ととりあえずの診断が異なっている場合，すなわち期待が裏切られ予期せぬ失敗に遭遇することがあります．学習者はなぜ期待が裏切られ失敗が起きたのかの説明を試みることになり，そのプロセスで学習が成立することになります．そして，失敗の原因が論理的に説明でき，書き換えた知識で問題解決ができた時，その論理は新たな知識として問題解決の辞書・データベースに保存され，将来の傷病者の問題解決に再利用されることになります．

救急活動シミュレーション学習では学習者は事例駆動型推論を常に行いながら救急活動プロトコールの台本(**表1**の①〜㉔)を進めています．シミュレーションに取り組んでいる学習者が立ち止まりシナリオの進行が止まる時，学習者が知識の再利用を試みたり知識の書き換えを行い，目の前の問題解決ができるかどうかを考えています（頭の中で学習が生起している）．この絶好の学習の機会を意図的に作り出せるのがシミュレーション学習の特徴です．学習者が立ち止まり考えている時，指導者にできる最大の支援は黙って見守ることです（学習者が頭の中で行っている思考を妨げない）．学習者が安心して時間を使って考える学習環境が担保されない場合，例えば指導者が待てずに介入したり説明を始める，時間がないことを理由に学習を切り上げるなどの状況になれば，学習者は事例駆動型推論を中断せざるを得なくなり学習は成立しません．事例駆動型推論による学習が成立しない時，学習者が取る代替えの学習方法は問題解決の仕方を暗記することになります．このような状況になると本来はシミューション学習を目指していた学習活動が，知らず知らずのうちに（指導者が自覚しないうちに）知識伝達型教育になってしまいます．

B-3 救急活動シミュレーション学習の実践

ここでは救急活動シミュレーション学習を実践する際の計画・実行・評価（Plan-Do-See）の仕方について説明します.

救急活動シミュレーション学習の目的は,「よくできる」救急隊員が共有している救急活動の考え方・組み立て方を学習者が自分の技能として自分の中に構築し，さまざまな傷病者に対し最適な救急活動を実践できるようになることにあります．この目的を達成するための道具として救急活動プロトコールの台本（**表1**），知識カード（**表5**と病態カード）を用意しました．シミュレーション学習では知識伝達は行わず，学習者が道具を使いながら問題解決（シナリオ演習）を能動的に進め，その結果とプロセスを振り返ります．指導者は学習者の行動を見守り，学習者が十分に考え，行動し，失敗し，失敗をその場で修正したり，失敗から教訓を引き出し次のシナリオ（あるいは実際の救急活動）に応用することを支援します．指導者は学習者が学習活動に集中し安心して取り組めるようにシミュレーションの環境（指導者自身も学習環境の一部になります）を整えます.

救急活動シミュレーション学習は学習者の特性や学習者のゴールに合わせたシナリオを用いて行います．学習者が頭が真っ白になることなく十分に考え行動することができ，学習者が自分のゴールを達成できるよう工夫します．学習者が必要とする時間をかけて3つの活動（観察する・評価する，判断する・選択する，決断する・行動する）に取り組めるようスケジュールを組みます．シミューション学習は**図13**のように進行します（詳細は後述）．学習者に応じて設定したシナリオ（シナリオが難し過ぎると学習者の頭が真っ白になり学習が成立しないので，シナリオは学習者のレベルよりやや高めに設定する）の問題解決に学習者が没頭する時，事例駆動型推論のサイクルがクルクルと回り効果的な学習が生じます．学習者が迷っている時，指導者は学習者の表情などからそのことを察知し，学習を生じさせるために「それでいいよ」あるいは「考え直してみては」という非言語的な合図を送る方法もあります（プロンプト，行った行動に対して行うフィードバックとは異なる，**図13**).

	シミュレーション前 リハーサル	シミュレーションの実演中 事例駆動型推論のサイクル	シミュレーション後 振り返り
自己効力感(*)	既有の知識や経験を役立てる・尊重される	シミュレーションの実演中は既有の知識や経験を使いながら，問題解決に応じて修正していく	行動の結果を振り返り，将来の改善に役立てる
自分の考えや行動を評価し，次の行動を選択する(メタ認知技能)	計画する(ゴールを設定し逆順に計画する) 管理する(自分の学習，学習環境) モニタする(自分の学習，学習環境)	事例駆動型推論のサイクル 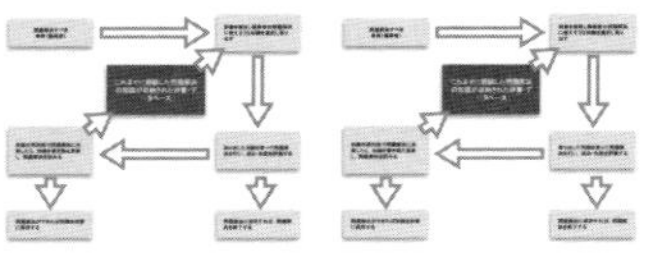	自分で自分の考え方・行動を評価し「できた」「改善を要する」を判断する 自分の経験を構造化する
動機づけ	事例の真正性，やってみる価値がある	論理的に考える，行動を選択し，行動が効果的であることを確認し，自己効率感を高める	次の学習への動機づけ，達成感を味わう
指導者の役割	学習環境を整える	学習者がどのように考え行動しているのかをモニタし，必要に応じてプロンプト(**)を出す	振り返りを支援する

図 13　シミュレーション学習の進め方

(*) 自己効力感：自分がある状況において必要な行動をうまく遂行できるかという可能性を判断したり解釈すること．「これでうまくいくかな」など．

(**) プロンプト：学習者に合図を送り，推論の再考を促したり，推論が適切であることを伝える．

シミュレーションが終われば学習者が主体的に振り返りを行います．振り返りでは「できた」ことで自己効率感を味わい自分の学び方に自信を持ったり，「改善を要する」ことを明確化しアクションプランを作ることでプロフェッショナルに必要な自分の技能を発達させる学習方略を獲得していきます．

次に，救急活動シミュレーション学習の準備から指導者自身が行う振り返りまでをプロセスに分け，指導者が行うこと・指導のコツなどを簡潔に説明します．

❶ 救急活動シミュレーション学習の前提条件と学習者の特性

救急活動シミュレーション学習では，救急活動プトロコール（表1）の台本に含まれている8段階×それぞれの段階の3つの活動＝合計24個のセル（マス目）の課題を順番に遂行していきます．それは24個のマス目でできているすごろく（双六）のようなゲームに例えることができます（図14）．救急活動シミュレーション学習というゲームは①からスタートし，その段階のゴールを達成するために3つタスクを遂行しなければなりません．段階のゴールを達成したら次の段階に進みます（図14）．このゲームには攻略法があります．それが知識カード（表5）です．

救急活動シミュレーション学習というゲームを攻略するために2冊の攻略本を用意しました．それが『スクリプトで学ぶ救急活動プロトコール』と本書『救急活動シミュレーション学習』です．前者ではゲームの構造をスクリプト

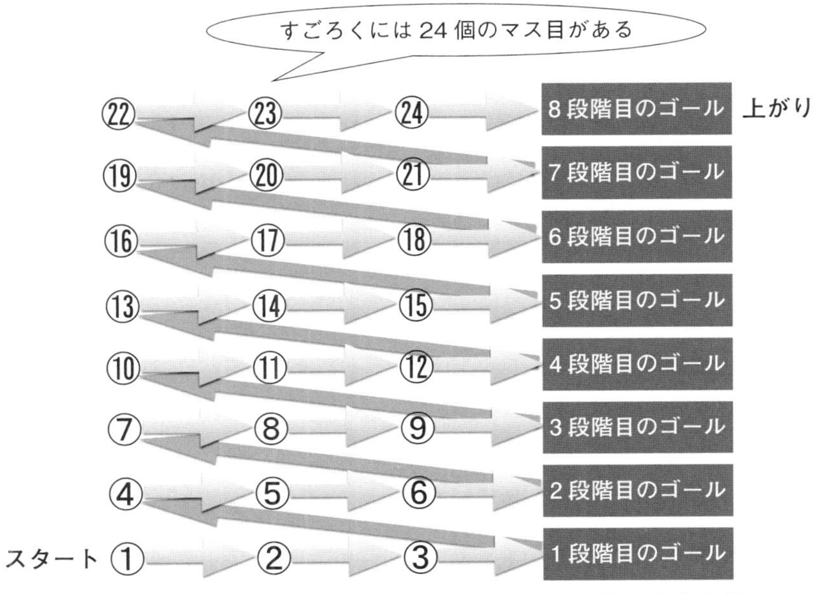

図14　救急活動シミュレーション学習はすごろく（双六）のようなゲーム

として示し，具体的な事例を使ってスクリプトの24個のタスクをクリアする方法（考え方と行動）を示しました．後者ではゲームの参加者（救急活動シミュレーションの学習者）がそれぞれのステージ（段階）をクリアするための演習問題と，ゲームで使用するツール（知識カード）を提供しました．学習者は救急活動のシミュレーション学習に参加する前にこれら2冊の攻略本を読み，ゲームの構造（救急活動のスクリプト）とツールの使い方を勉強しておく必要があります．それがゲームに集中し楽しむコツです．

救急活動シミュレーション学習の指導者は，学習者が2冊の攻略本を利用しゲームに参加する資格を獲得しているかどうかを確認します．『スクリプトで学ぶ救急活動プロトコール』については1人で読んだ，あるいは勉強会や講義で全体を学んでいれば準備が整っている（前提条件が整っている）と考えてよいでしょう．『救急活動シミュレーション学習』については概要，目的，使い方と受講者用ワークブックを読んで，知識カードの使い方について説明できることが確認できれば準備が整っている（前提条件が整っている）と判断してよいでしょう．

救急活動シミュレーション学習の前後で起こる頭の中の変化を図15に示

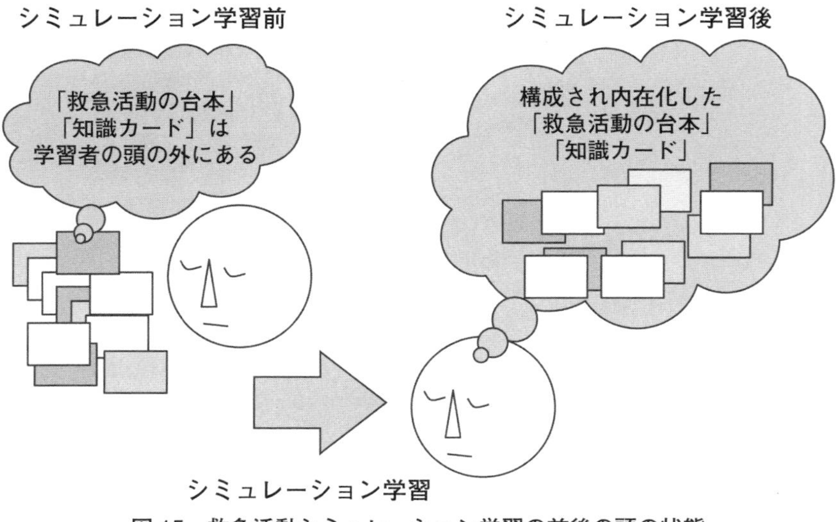

図15　救急活動シミュレーション学習の前後の頭の状態

しました．シミュレーション学習前は頭の外側にあった「救急活動の台本」や「知識カード」はシミュレーション学習を繰り返すたびに頭の中に入っていきます．それは暗記とは違います．シミュレーション学習により「救急活動の台本」や「知識カード」をシナリオに応用する演習を繰り返すうちに，救急活動を組み立てる論理や勘所がつかめてくるので，最終的には『スクリプトで学ぶ救急活動プロトコール』に登場した「よくできる」救急隊長の頭の構造（スクリプトと知識と経験）を学習することができます．事前学習で「救急活動の台本」や「知識カード」の使い方に慣れておくと，シミュレーション学習を効果的・魅力的に開始することが可能になります（事前学習していない場合は，「救急活動の台本」や「知識カード」について説明・例示・演習が必要になり，シミュレーションの時間がなくなります）．

前提条件が整っていることが確認できたら，次は学習者の特性（**表 26**）を分析し，学習者が安心して快適にゲームに取り組むことができるよう事前学習の環境とシミュレーション学習の環境を整備します*16．また，学習者がゲームを楽しめ・やや高い（しかし難し過ぎない）目標に挑戦したくなるようにゲームの難易度を調整したり，学習者のグループに学習の牽引役（知識や経験がありシミュレーション学習でお手本となりそうな学習者）を含めて置くのも有効な方略になります．

❷ シミュレーション学習の環境整備

救急活動シミュレーション学習ではマネキンや高機能なシミュレータではなく，傷病者役と関係者役の役者*17（消防職員などが演じる）に登場して

*16 学習の魅力を高める：失敗することが期待されていて（事例駆動型推論，失敗の経験が学習につながる），失敗することへの不安がなく，安心して物理的に快適な環境（室温，湿度，広さ，設備など）が提供されると学習活動に能動的に集中できる．能動的に集中できる学習は学習効果が高い．すなわち学習の魅力を高めると学習成果は向上する．

*17 シミュレーション学習の役者：米国の医療シミュレーション学習の学会では actor，confederate などと呼ばる．一種の模擬患者．傷病者の症状・所見を再現したり，学習者の問診や身体診察に応じて情報を提供する．臨床推論や行動に対するフィードバックやプロンプトは行わない（指導者の役割は行わない）．

表 26　指導で考慮すべき学習者の特性

学習者の特性	説　明	応用の例
年齢・性別	年代によって学習経験が異なる（教科書, テレビ, スライド, ディスカッション, シミュレーション, e ラーニング, YouTube, ツイッター）, 性別により学習への態度が異なる（能動的, 受動的など）	年代・性別に合わせて指導方法, 例示する事例や説明する言葉の選択, メディア・IT ツールを選択する. 学習者が精神的にリラックスでき, 学習者仲間として平等な立場で交流できる組み合わせを採用するなど
既有の知識・経験・資格	どのような教育・仕事の履歴があるのか（何ができるのか）, 取得している資格, 職場での仕事の質. 年齢差, 性差, 階級などへの態度の基盤となる知識や経験	仕事での役割や知識・経験・パフォーマンスが大きく異なる組み合わせは避ける. といって全く同じレベルだと伸び代が限られる. 学習者同士で学び合えるようにパフォーマンスがやや高い学習者を混ぜるとよい
学習された特性	暗記型勉強, 論理的思考（知的技能）, 1,000 本ノック型, よく練られた練習型, 自己学習ができる, 一般常識・言語情報, 仕事や学習への態度（資格保有者, 階級に対する態度を含む）	シミュレーションに参加する学習者は自分なりの教育観・学習法のウンチクを持っている. これらを尊重しつつ, シミュレーションでの学習の仕方にチャレンジするよう動機づける. 指導ではこれらの特性に配慮する
好みの学習スタイル	1 人で勉強・読書する, みんなと一緒に勉強する, 体を動かす, 暗記する, 論理的に考える, 指導者に教えられたい, 自分で挑戦したい, ビデオを使いたい（指導者の代わりに）	学習者に一律に通用する指導法は存在しない・飽きがくる. シミュレーションに参加する学習者ごとに好みの学習スタイル（やってみる, ディスカッションする, ビデオを観る, 体験を語るなど）をいくつか選択し, 指導に変化を持たせる
動機づけ（個人, グループと組織）	学習・仕事の目的や価値, 自分・グループ（救急隊）・消防署のパフォーマンスを高めることへの意欲. 傷病者に価値ある結果をもたらす救急活動を行うことが賞賛されているか, など職場文化にも影響される	消防組織に救急活動シミュレーション学習を実施し, 消防職員のパフォーマンス向上による傷病者の予後改善・救命への貢献を達成する意識と学習への投資（時間, 人材）が個人とグループの動機づけの前提として必要. うまく活動できた事例・救急隊を認定したり, 事例発表するなど
忍耐・頑張り	諦めない技能, 続ける態度.『スクリプトで学ぶ救急活動プロトコール』や『救急活動シミュレーション学習』の 2 冊を読み切るのに必要な持続力や集中力	署内で『スクリプトで学ぶ救急活動プロトコール』や『救急活動シミュレーション学習』の 2 冊をグループで輪読したり勉強会を開催し学習者を支援する

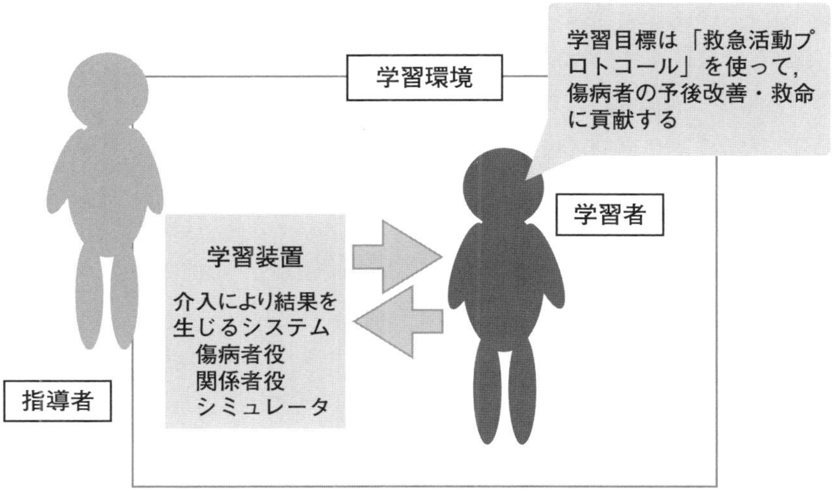

図 16　救急活動シミュレーションの学習者と学習環境

もらいます（図 16）．救急活動シミュレーション学習では，学習者が傷病者役・関係者役と関わり合いながら（問診する，身体診察する，検査するなど）救急活動の台本と知識カードを使いながら救急活動のセルをクリアしながら，現場診断を作り病院へ伝達し，搬送・引き継ぎを行います．このプロセスを通して学習者は傷病者役・関係者役と互いに作用し合い，傷病者役・関係者役は学習者の傷病者役・関係者役への介入（問診，身体診察，手技など）に対し情報，所見，手技の効果など結果を返します．

シナリオで不安定な傷病者を想定したり，病態急変で心停止に陥る場合は役者とマネキンや目的に応じた機能を有するシミュレータを併用するといいでしょう（モニタの連続的な変化の提示，胸骨圧迫の手技，除細動の実施などが必要な場合）．シミュレーション学習では学習者が介入し何らかの結果を返す傷病者役（腹部を圧迫すると頭痛を訴えるなど），関係者役（イベントについて質問すると質問したことにのみ答える），シミュレータ（除細動すれば心電図が変化する）を一括して学習装置と呼びます．救急活動シミュレーション学習は学習装置を用いて「よくできる」救急隊長の考え方・行動の仕方を学習する方法です．実際の救急活動は学習装置ではなく，本物の傷病者・関係者を対象に行います．

図16では指導者も示されています．救急活動シミュレーション学習では，学習者は傷病者役・関係者役と関わりながら実際の救急活動と同様に3つの活動（観察する・評価する，判断する・選択する，決断する・行動する）を行います．この活動の中で事例駆動型推論のサイクルが生じ，そのプロセスで学習が生起します（**図13**）．指導者はこのプロセスを見守り，学習環境がうまく機能していることを監視し必要に応じて調整し（聴診器を使う場面で聴診器が手元になければすぐに準備するなど），学習者にプロンプトを出したりしますが，それ以上の直接的な指導は行いません（直接的な指導がないとシナリオが進まない場合は，提示したシナリオが学習者には難し過ぎる・学習者特性の分析が不十分と判断し，より難易度が低いシナリオで仕切り直す）．

❸ シミュレーション学習の進め方

シミュレーション学習の指導者は，学習者の内部（頭の中と気持ち・動機などの心の中）で起きている出来事（観察する・評価する，判断する・選択する，決断する・行動するという事象ができているか否か）を，外部から観察できる学習者の様子（あれっという表情，考える仕草，手が止まるなどの行動の変化など）から診断し，必要な対応（シナリオが適切に進むように傷病者役と関係者役を調整，シミュレーションで使う小道具を揃えるなど）を行う必要があります．また，学習者を動機づけ，学習への集中的な関与を引き出し続けることも必要になります（**図13**）．

シミュレーションを始める前に学習者は次のような心と頭の準備を行います．まず，自分の存在が指導者や他の学習者に尊重され，自分の知識・経験がグループで行う学習に役立つという納得のいく説明を受けています．また，指導者の態度や説明から，うまくできなくても恥をかかないという安心（そして失敗しやり直すことで学習が成立するという期待），グループと指導者への信頼，そして自分の存在と能力への自信を感じ取ります．「救急活動の台本」や「知識カード」をツールに使いながら達成するゴールを設定し，そのために8つの段階の24個のセルをクリアするという計画を立てながら，計画を立てる際の考え方や手順に問題はないかどうかを自分の頭で検証します．指導者は学習者特性から学習者が必要とする時間を割り出し，学習に要する時間を確保します．指導者が提示するシナリオはどれも実際にありそうな事例であり，ちょっと難しいかもしれないがやりがいのある難易度で，このグループで挑戦すればうまくいきそうだと学習者が感じることも重要です（指導者はシナリオの難易度を学習者のレベルに最適化する）．シミュレーションのルールの説明は次のように行います（指導者が説明する状況を想定した１つの例）．

○　○　○　○　○　○　○　○　○　○

救急活動シミュレーションを行う際のルールについて説明します．救急活動シミュレーションでは実際の救急活動の場合と同じように考え・行動してください．ただし，皆さんのいつもの自分のやり方ではなく，「救急活動の台本」を使って救急活動の手順を組み立ててください．シミュレーション中に迷ったら「知識カード」を参照したり，救急隊の中で相談してください．「知識カード」を見る，考える，相談するは自由に行っていただいて結構ですが，傷病者に応じて決定した現場活動時間を守ってください．時間になったらシミュレーションは終了します．救急現場に到着したらその後の情報は傷病者（役）と関係者（役）から得てください．指導者が学習者に情報を与えることはありません（指導者が傷病者役や関係者役に注意を促すことはあります）．実際の救急活動では現場に指導者がいて救急隊の活動に助言・介入したりしませんから，救急隊で協力しシミュレーションを進めて終了してください．

○　○　○　○　○　○　○　○　○　○

学習者がシミュレーションを始める心と頭の準備を整えたと判断したら，指導者はシミュレーションをスタートします．学習環境がよく整備されシナリオの難易度が適切であれば，学習者は学習者同士の協力を前提にツールを使い事例駆動型推論のサイクルを回しながら，シミュレーションを自分達の力だけで実演します．シミュレーションの実演中，指導者はシミュレーションの場（図16の学習環境，傷病者役と関係者役を含む）の調整と時間管理（判断，選択，行動で迷っている場合はプロンプトを出して思考・決断を後押しするなど）を行います．

シミュレーションが終われば振り返りを行います．ここでも主役は学習者で，できたことについては達成感を味わいながら，次の学習への動機づけにします．学習者が自己効率感を高く維持できると，改善を要する思考や行動も自ら指摘しやすくなります．指導者の役割は学習者の振り返りを支援し見守り，時間管理をすることになります．

❹「救急活動シミュレーション学習」の計画と指導の工夫

次に，「救急活動シミュレーション学習」の計画と指導のコツについて説明します．まず，計画のコツについて「学習時間」という概念を使って説明したいと思います．「B-2 シミュレーション学習を指導するために」で述べたように，前書と本書はインストラクショナルデザイン（instructional design：ID）を応用して執筆されています．ID では「学習者は誰でも学習ゴールを達成できる能力を有している」ことを信念とし，知識伝達型教育における成績の差を，キャロルの時間モデルとして説明します（脚注*13 を参照）．例を示します．二次救命処置のシミュレーションコースの最後に知識伝達型教育のような筆記試験と実技試験があるとします．受講者 A は筆記試験を 100 点満点中 90 点を，実技試験で 100 点満点中 85 点を獲得し合格しました．一方，受講者 B は筆記試験で 55 点，実技試験（チェックリスト方式）では 60 点しか取れず，筆記試験の合格ライン 70 点と実技試験の合格ライン 80 点を満たすことができませんでした．さて，受講者 A と受講者 B の差は何が原因だと考えればよいのでしょうか（評価方法の妥当性は別にして）．

ID では，受講者 A と受講者 B の差が学習者の資質（学校での成績，知能指数など）によるものだと考えずに「良い成績（この例では筆記試験で合格，実技試験で合格）を収めるために必要な学習時間を使わなかったこと」が原因と考えることで学習改善の方策を模索します．試験やテストの結果には個人差が現れますが，その差を固定的な個人の能力の差とみなしてしまうと，それで工夫の余地を考える道が閉ざされてしまいます．どんなに頑張ってもできない学習者には能力がないからだと考えるのではなく，「たいていの学習者は，その学習者に必要な時間だけかければ，たいていの学習課題を達成することができる」と考えれば工夫の余地が生まれてきます．成績の個人差の原因を能力差から時間差へと転換することで，学習者にとって課題達成に必要な時間をどう確保し，どのような援助（学習環境，ツール，プロンプトやフィードバックなど）を工夫したらもっと集中してできるだろうかを検討することができます．これは救急活動シミュレーション学習とその指導者にも当てはまります．

キャロル[*13]は，課題達成の度合い（テストでの成績）は，ある学習者がその課題を達成するのに必要な時間に対して，実際にどれだけ勉強に時間を使ったかの割合で表現できるとして，次の学習率の式にモデル化しました．

$$\text{学習率} = \frac{\text{学習に費やされた時間（time spent）}}{\text{学習に必要な時間（time needed）}}$$

この学習率を先ほどの二次救命処置シミュレーションコースの受講者Aと受講者Bに当てはめてみましょう．例えば，受講者Aが二次救命処置シミュレーションコースに含まれている課題をマスターするのに5時間が必要だとします．実施のシミュレーションコースは14時間（と仮定します）ですが，受講者Aが能動的かつ集中的に課題に取り組む時間は14時間のうち5時間だったとすると，

$$\text{受講者 A の学習率} = \frac{\begin{array}{c}\text{＜シミュレーションコース 14 時間のうち 5 時間＞}\\ \text{（学習に費やされた時間）}\end{array}}{\begin{array}{c}\text{＜シミュレーションコースの課題達成に必要な 5 時間＞}\\ \text{（学習に必要な時間）}\end{array}}$$

は100%になります．

学習率は100%なので受講者Aは二次救命処置シミュレーションコースの学習課題を達成し，筆記試験にも実技試験にも合格できました．

受講者Bが二次救命処置シミュレーションコースに含まれている課題をマスターするのに8時間が必要だとします．実施のシミュレーションコース

は14時間ですが，受講者Bが能動的かつ集中的に課題に取り組む時間は14時間のうち5時間だったとすると，

$$\text{受講者Bの学習率} = \frac{\text{＜シミュレーションコース14時間のうち5時間＞（学習に費やされた時間）}}{\text{＜シミュレーションコースの課題達成に必要な8時間＞（学習に必要な時間）}}$$

は62.5％になります．

学習率は62.5％なので受講者Bは二次救命処置シミュレーションコースの学習課題達成が未消化に終わり，筆記試験にも実技試験にも合格できませんでした．受講者Bの学習率を100％にするにはどのような手立てを講ずればよいのでしょうか．

受講者Aと受講者Bは学習率の点で異なるほか，**表26**で挙げた学習者特性の点でもそれぞれがユニークな存在です．救急活動シミュレーション学習で6名の受講者がいる時，この6名には1人1人個別の指導法を適用する必要があります（一斉指導では効果は上がりません）．受講者に個別の指導を行うには計画や指導の理論（キャロルの時間モデルなど）を理解し，その理論の適用を修正し応用することで対応します（指導者にとっては応用問題を解決する技能になります）．

さて，受講者Bが二次救命処置シミュレーションコースに参加し，受講者Aと同じように筆記試験と実技試験で合格するための手立てを講じる考え方はキャロルによって示されています．

キャロルは学習率の式に影響を与える変数を5つ挙げました．学習率の分母に当たる学習に必要な時間については3つの要因を，学習率の分子に当たる学習に費やされる時間については2つの要因があります．

$$\text{学習率} = \frac{\text{学習に費やされた時間（time spent）}}{\text{学習に必要な時間（time needed）}}$$

ここに学習率の分母・分子に影響を与える要因（要因の詳しい説明は**表 26** を参照）を加えると，学習率は次のように表現できます．

$$学習率 = \frac{学習機会・学習持続力}{課題への適性・指導の質・指導理解力}$$

学習率に影響を与える因子に配慮しながら救急活動シミュレーション学習の学習率を高める計画と指導の工夫を**表 27** にまとめました．

ここで改めて**表 27** を使いながら「救急活動シミュレーション学習」の計画と指導の工夫（**図 17**）をまとめます．

●計画の工夫として，従来のシミュレーションではシミュレーション学習時間に含んでいた知識の説明や事例の提示は事前学習に任せてしまい，シミュレーション学習時間は事例の演習とフィードバックに利用します（知識の説明や事例の提示は最小限にとどめる）．前書と本書を使った事前学習はシミュレーション学習時間を最大限利用するために不可欠となるので，消防組織内（あるいは救急救命士養成所や養成課程）で学習者のニーズに応じて勉強会などを開催する必要があります．

●シミュレーション学習時間を有効活用するためには指導者の綿密な準備が欠かせません．救急活動シミュレーション学習では学習者は知識カードというツールを使って救急活動の組み立て方を学習していきます．指導者は学習者が使用するツールの使い方や学び方をリハーサルし，学習に不都合がないことをチェックしておきます．

●救急活動シミュレーション学習においては指導者は Sage on the Stage ではなく，Guide on the Side として機能します．指導者は学習者がすでに持っている経験と知識を最大限に活用します．例えば，学習者にフィードバックする時，適切な考え方を説明する代わりに，学習者の経験・知識を使って学習者自身に推論するように働きかけます．指導者が知っている学習者に将来役に立つかもしれない知識（nice-to-know な知識）を教えるのではなく，知っておくべき知識（need-to-know な知識）に的を当ててそれらの知識の応用の仕方を指導（学習者に考えさせる・言わせる）します．

表 27　学習率に影響を与える因子と救急活動シミュレーション

	要因	説　明
学習に必要な時間を左右する要因（学習率の分母） 分母が小さくなれば学習率は高くなる	課題への適性	好きな課題・科目の課題は短い時間で達成できる．逆に苦手意識があると課題達成に要する所要時間は長くなる．課題達成の時間が短い場合，その課題に適性があると考える．課題への適性は課題ごとに異なると考える．救急活動シミュレーション学習では，救急活動の経験や事前学習をどの程度学習したのかによって影響を受ける ・課題達成に要する時間を短くする（課題への適性を高める）と，学習率を高めることができる
	指導の質	課題適性が許す限りで短時間のうちにある課題を学習できる指導かどうかを指導の質ととらえる．質の低い指導の場合，最適な学習支援が与えられない分だけ課題達成に余分な時間がかかってしまう．同じ時間をかけても指導者ごと・ステーションごとに差が出る原因の 1 つ． ・指導の質が高いと課題を短い時間で達成できるので，学習率を高めることができる
	指導理解力	指導の質の低さを克服する学習者の力を指導理解力という．質の低い不親切な指導で，丁寧に説明がされていない事柄同士の関連を学習者自身が推測できたり，難しい言葉を理解したり，言葉を補って理解する力．指導理解力が高ければ質の低い指導でも余計な時間をかけずに課題をこなせるが，指導理解力が低い学習者では指導の質の低さのためそれだけ学習に必要な時間が延びることになる ・指導の質が低くてもそれをカバーする学習者の理解力があれば，短い時間で課題を達成できるので学習率は高くなる
学習に費やされる時間を左右する要因（学習効率の分子） 分子を大きくすれば学習率も高くなる	学習の機会（許容された学習時間）	ある課題を学習するために救急活動シミュレーション学習の中に用意されている学習時間をいう．多くの学習内容が盛り込まれれば，1 つの課題に割り当てられる学習時間は少なくなる．その結果，1 つの課題に時間をかけてじっくり取り組むことができなくなり，多くの学習者が未消化のまま次の学習課題へと進むことになる（これが次の課題への適性を低下させ，悪循環が続くことになる） ・学習者が自分で取り組める学習時間が長いほど学習率は高くなる
	学習持続力（学習意欲・集中力）	許容された学習時間のうち，学習者が実際に学ぼうと努力して学習に集中した時間の割合を学習持続力という．与えられた時間のうち自分の学習に集中し，多くの時間を使うほど学習持続力は高くなる．逆に集中できずに学習持続力が低い学習者は，学習機会がそのまま学習に費やされる時間にはならない．同じシミュレーション学習をしても，学習持続力の差で学習に費やされる時間に個人差が出てしまう． ・学習者は自分に割り当てられた時間の中で，学習意欲がある課題解決に集中的に取り組み，観察・評価したり，判断・選択したり，決断・行動したりする．これらの活動の中で知識を思い出したり，事例駆動型推論を行ったりしている．その中で課題解決法を考え出し「やった！・わかった！・納得できた！」という Aha！体験を経験する．学習の機会の中でも本当に集中し Aha！体験につながる学習時間を学習従事時間（academic learning time：ALT）という

学習の学習率を高める計画と指導の工夫

計画の工夫	指導の工夫
救急隊単位などで日頃から自主学習する雰囲気・グループを作る. その活動の一環として前書・本書の勉強会を開催し課題への興味を引き出す. いつもの救急活動の中で知識カードを使い, 救急活動シミュレーション学習の学習法に慣れさせる ・学習者の特性に応じたスケジュールを作る	学習者がすでに持っている経験・知識を尊重し, その経験・知識を問題解決に使わせる工夫をする. 前書・本書を使った事前学習の重要性を説明し, 事前学習する態度教育を行う ・事前学習が十分でない学習者にはシミュレーション前に復習の機会を作る
予定された時間で救急活動シミュレーション学習が終わるように質の高い指導者を手配する. 指導者は日頃の救急活動を通して, 自分の指導力を向上させる（救急活動シミュレーション学習の指導の後の振り返りが重要） ・事前の勉強会がシミュレーション学習への導入になるよう順序立てる ・学習の手がかりはシミュレーションごとにすべて用意する	自分の指導のレベルを知ることから始まる. 指導者としての限界に達したら, レベルが上の指導者に交代する.「できる」受講者（指導理解力の高い受講者）に学習者のリーダー役・学習の牽引役を担ってもらう. ・Need-to-know に焦点を当て続ける（nice-to-know な知識は排除する）（図 17 を参照） ・スクリプト, 知識カードなど用意された教材を適切に使う ・学習支援（指導）の準備を入念に行う
指導の質をカバーする補助教材（動画など）を準備しておく（救急活動の現場の写真など）. 受講者のグループの中に指導理解力が高い受講者（利用できれば）を事前に配置しておく ・シミュレーション学習の準備段階で, 指導者に指導の工夫の仕方を具体的に伝えておく ・指導の質と指導理解力を考慮し, シミュレーション学習のローテーションを計画する	指導者は指導の質を向上する（実践, 振り返り, 改善点の明確化と改善プランの策定, プランの実行を繰り返す）. 学習ゴールを理解させて, 意識させて目指させる ・学習の要点を簡潔にわかりやすく明示し, 課題への取り組み方を明確にする
シミュレーション学習時間は一定（あらかじめ予定されている）なので, 学習の機会以外の時間が最小になるように計画する. 図 17 でいえば説明と事例の提示の時間をなくしたり（事前学習に回る）, 事例の演習とフィードバックでは指導者によるフィードバックの時間を最小限にとどめることをルールにするなど ・事前学習資料（前書と本書）を使って自分のペースで学習させる ・個別学習教材（シナリオ, 救急活動事例解説付きのプリント）を希望者に配布する	学習者が集中して取り組める, 学習者のレベルに応じたシナリオを使う. シナリオに取り組み, 学習に没頭している時, 自分で CBR を行う時間を十分確保する（この時間を学習の機会という）. フィードバックは短く切り上げ, 学習の機会を学習者から奪わないように心がける ・シミュレーション中に事前学習ができていないことを発見したら個別に補習する ・シミュレーション学習をビデオ録画し, 希望者にビデオ学習の機会を作る
シミュレーション学習時間を確保するだけでなく, 学習持続力を高めるように学習環境を整備する（空間, 空調, 静寂, 私語・スマホの音など）. シミュレーション学習全体に起承転結をつけ, 学習者が集中力を高めていくようにデザインする. 学習者が心理的に安心し自分のスタイルを発揮して学習できるように配慮する ・学習者をよく観察し, 学習者がノイズ（集中を妨げるもの）と感じているものを感じ取り, 学習環境から排除する ・学習者が学習に集中できる時間を延ばす工夫を加える	学習意欲を喚起し, それを維持し深めていく工夫をする（現実に遭遇しそうな状況を与え, 問題解決の主役として考えさせ, できた点には承認を与えながら救急活動プトロコールの全プロセスを集中して終了させる）. ・最初は難易度が低く短い時間でできる課題から始め, 次第に難易度を上げ, 集中する時間も長くする（精緻化） ・指導者は Sage on the Stage になることを避け, 常に Guide on the Side に徹する ・学習者がすでに獲得している経験と知識を活用するよう促す

●救急活動シミュレーション学習では学習者がシミュレーションに能動的に関与する時，その内部に学習が生起します．指導者は学習者の内部で学習が生じやすくするために，学習環境をベストな状態に整備します．

●記憶に残らないシミュレーション学習は学習とは呼べません．シミュレーションを経験して，目からウロコが落ちるような「あっ，わかった！」体験ができるような学習を支援できればベストです．また，シミュレーション学習が素晴らしい学習経験として記憶に残ればしめたものです．これ（素晴らしい学習体験が長期記憶に残り繰り返し思い出される原理）は忘れられない家族旅行（例：ディズニーランドで1日中楽しく過ごした）の素晴らしい思い出と同じです．ディズニーランドではそこが夢の国と思い込んでしまう真正性のある環境を再現しています．観客は主役となりアトラクションを能動的に体験し，それが素晴らしい記憶に変換されていきます．真正性の高い良くできた人工物，よく錬られたアトラクション，楽しさを演出するキャスト，結果として時間が経つのも忘れるような体験．これらはすべてシミュレーション学習の重要な要素といえます．学習においても，学びに積極的に夢中になって取り組み，時間があっという間に過ぎるような環境が整備されれば(学習環境の整備は指導者の役割)，キャロルの学習率も100%を達成することができます．

●シミュレーション学習は2段階で行います．まず，前書と本書を使ったメンタル・シミュレーション[*18]を行います．救急活動プロトコールと知識カードの使い方が頭の中にできてきたところで，次に，傷病者役・関係者役などを整備した学習環境で，頭だけでなく傷病者・関係者との関係性の中で適切なコミュニケーションを取りつつ適切に行動するフィジカル・シミュレーションを行います．メンタル・シミュレーションで組み立てた救急活動の組み立て方をフィジカル・シミュレーションで「なるほど，こうやるのか．

[*18] メンタル・シミュレーション：傷病者役・関係者役やマネキンなど物理的な学習環境の整備が不要で，学習者が頭の中で状況や傷病者・関係者を動かしながらイメージするシミュレーション学習．物理的な学習環境で実際に体を動かして行うシミュレーションはフィジカル・シミュレーションということができる．『スクリプトで学ぶ救急活動プロトコール』と『救急活動シミュレーション学習』はメンタル・シミュレーションを使った学習資料．

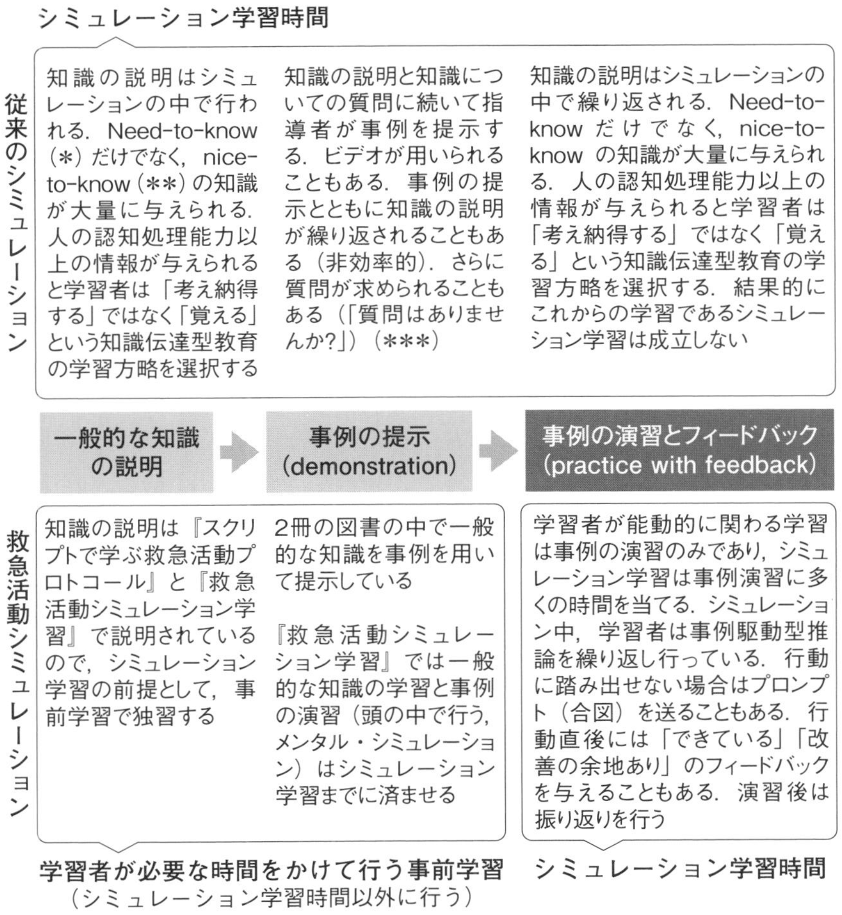
シミュレーション学習時間
従来のシミュレーション
知識の説明はシミュレーションの中で行われる．Need-to-know（*）だけでなく，nice-to-know（**）の知識が大量に与えられる．人の認知処理能力以上の情報が与えられると学習者は「考え納得する」ではなく「覚える」という知識伝達型教育の学習方略を選択する
知識の説明と知識についての質問に続いて指導者が事例を提示する．ビデオが用いられることもある．事例の提示とともに知識の説明が繰り返されることもある（非効率的）．さらに質問が求められることもある（「質問はありませんか?」）（***）
知識の説明はシミュレーションの中で繰り返される．Need-to-know だけでなく，nice-to-know の知識が大量に与えられる．人の認知処理能力以上の情報が与えられると学習者は「考え納得する」ではなく「覚える」という知識伝達型教育の学習方略を選択する．結果的にこれからの学習であるシミュレーション学習は成立しない
一般的な知識の説明
事例の提示（demonstration）
事例の演習とフィードバック（practice with feedback）
救急活動シミュレーション
知識の説明は『スクリプトで学ぶ救急活動プロトコール』と『救急活動シミュレーション学習』で説明されているので，シミュレーション学習の前提として，事前学習で独習する
2冊の図書の中で一般的な知識を事例を用いて提示している
『救急活動シミュレーション学習』では一般的な知識の学習と事例の演習（頭の中で行う，メンタル・シミュレーション）はシミュレーション学習までに済ませる
学習者が能動的に関わる学習は事例の演習のみであり，シミュレーション学習は事例演習に多くの時間を当てる．シミュレーション中，学習者は事例駆動型推論を繰り返し行っている．行動に踏み出せない場合はプロンプト（合図）を送ることもある．行動直後には「できている」「改善の余地あり」のフィードバックを与えることもある．演習後は振り返りを行う
学習者が必要な時間をかけて行う事前学習
（シミュレーション学習時間以外に行う）
シミュレーション学習時間

図 17 「救急活動シミュレーション学習」の計画と指導の工夫

（*）Need-to-know：本来の完全習得学習の目的に直接関係する知識．人間が一度に処理できる情報量は 3 つか 4 つであり完全習得学習では新しい知識は 3 つに絞るとよい．

（**）Nice-to-know：本来の完全習得学習の目的に直接関係のない知識．将来，使うかもしれないが使われないかもしれない知識．完全習得学習の障害となる．

（***）「質問はありませんか？」：「質問はありませんか？」と質問されて質問できる学習者は，すでに学習が成立した学習者であり，多くの学習者は質問できない．

わかった」と納得するという学習の順番を取ります．

●最後に，シミュレーション学習に限らず学習を指導する時にはいつでも使えるテクニック，ガニェの9教授事象を紹介しておきます．ガニェの9教授事象は知識の説明をする時も，事例の提示をする時も，また事例の演習やフィードバックでも利用できます（**表28**）．指導の質が低かったり不親切な時，学習者自身がガニェの9教授事象を自分の学習に応用することで学習率を100％に高めることができます．ガニェの9教授事象の背景は，認知学習理論で以下の学習処理系列を想定しています．人は選択的に知覚した新しい情報を頭に入力し，その情報に関連する記憶を長期記憶を検索し引用します．新しい情報は既有の知識（長期記憶）に関連づけられ新たな情報として理解されます．この新たな情報（入力された情報＋既有の知識）は頭の中で使い方をリハーサルすることで，短期記憶の領域から長期に保持される記憶（長期記憶）に変換されます．この変換により新たな情報はその意味に応じたタグ（付箋）が与えられ将来の検索を容易にします（このプロセスは意味的符号化と呼ばれます）．ガニェの9教授事象は指導者としても利用できますが，学習者として自分の学習を支援するために利用することもできます（**表27**の指導理解力はガニェの9教授事象を自分自身に利用する技能といえます）．ガニェの9教授事象の使い方のコツは，9つの教授事象は必ずしも順序どおりに提示する必要がないことと，9つすべての事象を入れる必要もないことです（教授事象の目的は学習者の内部で起こる情報処理を刺激することで，その代用になるものではありません）．また，すべての機会で9教授事象を提示していると学習者の学習能力が発達しないことにも注意する必要があります．ガニェの9教授事象を指導者と学習者が共通理解しておくと学習の効果・効率・魅力が高まると思われます．

❺ 学習者の振り返り

学習者の振り返りは「振り返りシート」（**表15**），「自己評価シート」（**表16**），「改善シート」（**表17**）と救急活動プロトコールに必要な技能の改善の仕方（**表18**）を使って行います．

救急活動のシミュレーションの学習者はツールを使ってシミュレーション

を行いながら，「ここはうまくいった」「ここは改善する必要があるな」と感じ取っていると思います．振り返りでは，まず学習者の緊張をほぐします．「お疲れさまでした」と労いの声をかけ，学習者同士が顔を見合わせてお互いを認め合う時間があるといいでしょう．救急活動シミュレーションの中で何が起きたのか，それに対しどのように活動したのかを学習者に語ってもらい時系列と事実を確認し，学習者の記憶と指導者の記憶に食い違いがないかどうかをチェックします．学習者の気持ちが落ち着き頭が整理できたら「振り返りシート」に＋とΔを記入してもらいます．続いて「自己評価シート」を記載し，合計点の妥当性を学習者主体にディスカッションしてもらいます．指導者は救急活動の経験者として客観的な参考意見を述べます．学習者は自信がなかったり，単なる謙遜から点数を低めに付ける傾向がありますから，減点についてはその根拠を明確にしてもらうといいでしょう（根拠がなければ減点の必要はない）．

振り返りで最も重要なのは，できたことについてはどのような学習･訓練･実践の結果としてできたのかの理由を明確にすることと，改善を要する行動についてはどのような学習・訓練・実践を行えば改善できるのかを具体的に考えることにあります．前者は自分達の学習・訓練・実践に自信を持つこと（「このやり方でいいんだ」）につながります．後者では具体的に考えたアクションプランを今後の学習・訓練・実践の中で実際に行い（図 11 の能動的実践に相当），その成果を救急活動の中で確認する行動につなげます．

❻ 救急活動シミュレーション学習の計画・指導の評価と改善

救急活動シミュレーション学習で学習者が目標を達成できなかった場合，その原因はシミュレーション学習の計画（学習環境の整備を含め）あるいは指導のどこかにあると考えることができます．原因を分析し改善の手立てを考える際にはキャロルの時間モデル（表 27）とガニェの 9 教授事象（表 28）を利用するといいでしょう．これらの表をチェックリストとして用いて計画のプロセスと教授のプロセスを点検していきます．

表 28　ガニェの 9 教授事象の使い方

教授活動の区分	教授事象	一般的な説明
導入 新しい学習への準備を整える	1. 学習者の注意を喚起する	情報を受け入れる態勢（選択と制御ができる状態）を作る ・「えー, どうして？」という知的好奇心を刺激するような問題, 矛盾, 既有知識を覆す事実を使う ・エピソードやこぼれ話, 問題の核心に触れる面白そうなところからいきなり始める ・詳細は ARCS（アークス）モデルを参考（脚注＊ 26 を参照）
	2. 学習の目標を知らせる	この時間に達成する技能（考え行動することで問題解決する）が何であるかを伝える ・1. で活性化した頭を, 重要な情報（need-to-know）に集中させる ・何を学べば良いのかは意外と説明されていないし把握されていない（何を教え, 何を学ぶのかの契約を交わす） ・漫然と時間を潰すことがないように「この時間はこれを学ぶ」を最初に明確にする ・目標にたどり着いた時に, すぐにそれが実感でき, そのことを喜び味わえるようにあらかじめゴールを確認する ・受講者用ワークブック「A-4-❶　シミュレーション研修を始める前の 3 つの確認事項」に該当する
	3. 前提条件を思い出させる	新しい学習はすでに自分達が知っていることの上に成立するので, まず今までに学んだ関連事項を思い出させる ・新しい学習がうまくいくために必要な基礎的事項を復習し記憶をリフレッシュする ・前に習ったことは忘れているのが当たり前と思って, 改めて確認する方法を考えておく ・復習のための確認小テスト, 簡単な説明, 質問などを工夫する
情報提示 新しいことに触れる	4. 新しい事項を提示する	何を学ぶのかを具体的に適切な知覚刺激を用いて知らせる ・手順の順序を学ぶ必要があれば, その手本を示す ・一般的なレベルの情報（公式や概念名など）だけでなく, 具体的な例を豊富に使う ・学ぶ側にとって意味のわかりやすい例を選ぶ ・まず比較的簡単な例を代表例として示し, 例外的な, 特殊なものへ徐々に進む ・図表やイラストで全体像がわかりやすく, 違いを利用して理解できるように表示を工夫する
	5. 学習の指針を与える	学習者の既有の知識とこれから学ぶ知識を結びつける ・これまでの学習との関連を強調し, すでに知っていることに紐付けして頭にしまい込む ・よく知っていることは何でも利用する（たとえ話, 比喩, 語呂合わせなど）

医療教授での使い方の例 (市民を対象とした普通救命講習を例に)	質が低い指導・不親切な講義を 克服する方法 (自分で学習を進めるプロセス)
これから突然卒倒した心停止傷病者の 80%を社会復帰させる大事な蘇生法について学習します. それは自動体外式除細動器 (AED) を用いた除細動です	自分の仕事に使えそうな関連を発見し「これは役に立つ」と考えたり, 知的な好奇心を発揮し「この問題に挑戦してやろう」などと自分の気持ちと頭を学習に集中する. 提示される情報のうち, どの情報に注意すればいいのか判断を自分で作り, 情報を取り込んだり処理したりする準備を整える
この時間の学習目標は, 心肺蘇生 (CPR) を行っている場面に到着した AED を用いて安全・迅速に除細動ができるようになることです 異常の発見, 心停止の認識, 心停止の初動として AED の手配と CPR はすでにできるようになりました. ここでは, 手配した AED が到着した時, AED を使って除細動する方法を学びます ・この時間が終わる時にできるようになっていなくてはならないことを明確に示し, 受講者が注意を焦点化できるようにする	何が need-to-know なのかを抽出し, 自分で自分の学習目標を作る 自分の仕事に関連がありそうな項目を見つけ, 自分の学習目標 (何ができるようになればいいのか, 学習の出口) を設定し, 情報抽出と処置を焦点化する. どこに注意を向ければいいのかがわかれば (情報の選択ができる), 聞き流してよい (頭で処理しない) 部分も判断できる
AED を安全に用いて除細動することを合理的に, 既有の知識に紐付けして新たな知識にするために必要な知識を思い出すこと. 突然の心停止は心室細動が原因だと想定します. 心室細動の特効薬は電気的除細動です. そのために AED を用います. 除細動に成功するためには質の高い CPR が不可欠になります. CPR を行っている場面に AED が到着したら, すぐに AED を用いた除細動を行います	これから選択的に入力する情報を処理するために必要な知識を長期記憶から引っ張り出しておく (思い出して使える状態にしておく, すなわち前提事項を思い出す). これを自分で行う. 情報を入力しながら, 関連する記憶された知識を呼び起こし, 知識を書き換え, 書き換えた知識を書き込む準備を整える
以下, 問答とデモンストレーション : AED の使い方は簡単です. みなさん, 電気製品, 例えばテレビを見る時には, まず何をしますか?　そうですね, まず電源を入れますね. AED も電気製品です. AED が到着し使おうと思ったら, まず何をしますか?　そうですね, まず電源を入れますね. 電源はこれです. 電源を入れてみましょう. ほら, 聞こえますか? AED は電源を入れると音声ガイドが流れますので, あとはその音声ガイドに従って操作してください. ここではその手技の基本 (need-to-know のみ) について学習します (特殊な例, nice-to-know には受講者のニーズがない限り言及しない)	新しい情報, 知らなかったことを選択し入力する 通常の講義や研修ではこの「4. 新しい事項を提示する」と 8. の「テスト」しか含まれていないので, 講義や研修で学ぶには他の教授事象 (1, 2, 3, 5, 6, 7, 9) を学習者自身で行う必要がある. 学習者がこれらの教授事象を自分で行えるという条件が満たされる場合は, 講義や研修が効果的に機能する
まず, 先ほど示した手順に沿って, AED トレーナーを使って除細動をしてみましょう (CPR 中) 次に, これまでに練習したことを使って, 指導者が提示するシナリオとして, 心停止の場面に到着した AED を使う練習をしましょう 指導者が出したシナリオで AED を用いて安全に除細動ができれば合格です	4. で入力した新しい情報と, 3. で思い出した知識を比べ, 何が同じで何が違うかに注目する. その違いをどうやって理解したら意味が通じるのかを考える.「なるほどそういうことか」と意味づけできればよい. 意味づけができなければただの丸暗記になってしまう. 意味を考え出す作業を行えば眠くならないし, その作業が学習成果を生み出す

表 28　ガニェの 9 教授事象の使い方　（つづき）

教授活動の区分	教授事象	一般的な説明
学習活動 自分のものにする	6. 練習の機会を作る	十分な学習指針を与えられ，学習者は頭の中で新しい事項を既有の知識と結びつけられる段階にきているので，ここでは頭から取り出す練習を行う ・本番前に予行演習を十分に行う ・自分で実際にどれくらいできるのかを，手本を見ないでやってみて，できるところ・できないところを確認する ・最初は簡単な問題から始め，練習を段階的に難しくする ・応用力が目標とされている場合は，今までとは違う例でできるかどうかやってみる
	7. フィードバックを与える	学習者ができたら（正解する）すぐに，学習に必要な事象がすべて終了したと考えることは誤りで，実際に何が学習されたのかを見定める必要がある．フィードバックの目的は，学習内容の正確さや学習成果の程度について確認すること（フィードバックを与える方法や用いる語句について標準的なものはない） ・学習状況を把握し，弱点を克服する ・失敗から学ぶために，どこがどのような理由で失敗だったのか，どう直せば良いのかを追求する（フィードバックは学習活動そのものとして提供される） ・失敗することで何の不利益もないよう安全性を保証し，失敗を責めるようなコメントは避ける ・成功には認証の言葉を，失敗には助言（どこをどうすれば目標に近づくか）をプレゼントする
まとめ 出来具合を確かめ，忘れないようにする	8. 学習の成果を評価する	学習者が自ら考え適切な行動が引き出された時，期待していた学習成果に到達したことが直接的に示される（偶然にできたのではないことを確認するためには，違う課題についても適切な行動が引き出されることで学習成果を評価する精度が高まる） ・学習者が「答えを暗記」したり，以前の状況からその答えを思い出すことができたりしないように条件を整える ・学習の成果を試す「本番」として，十分な練習をする機会を与えた後でテストを実施する ・本当に目標が達成されたかを確実に知ることができるよう，十分な量と幅（難易度）の問題を用意する ・学習目標に忠実な評価を心がけ，首尾一貫した評価とする（教えていないことをテストしない）
	9. 保持と転移を高める	8 の段階までで知識・技能は学習されているので，学習されたことを長持ちさせ応用がきくようにする ・一度できたことも時間が経つと忘れるのが普通であり，忘れたことに再確認テストを計画しておく ・再確認の際には，資料や手本を見ないでいきなり練習問題に取り組み，まだできるかどうかを確かめる ・一度できたことを応用できる場面（転移）がないかを考え，次の練習につなげていく ・達成された目標についての発展学習を用意し，目標よりさらに学習を深めていく

（鈴木克明：「放送利用からの授業デザイナー入門．日本放送教育協会，1995」，「鈴木克明の

医療教授での使い方の例 （市民を対象とした普通救命講習を例に）	質が低い指導・不親切な講義を克服する方法 （自分で学習を進めるプロセス）
①まず, AED トレーナーを使って CPR 実施中のマネキンで除細動の練習をする ② ①ができたら, 突然の卒倒を目撃した場面から AED を用いて除細動するまでを練習する ③ AED を解析したら「ショックは不要です」の場合を練習する ④受講者が自分で練習する機会をたくさん与える ⑤受講者のニーズに合わせたシナリオ練習（小学校の先生で水泳実習前の受講では, 小児・体が濡れている場合の練習を加える）	説明や講義を聞いて「なるほど」と思っても, それが理解できたかどうかはやってみるまでわからない. 理解したことを引き出すのが練習に当たる. 新しい情報と既有の知識の違いを説明する方法が, 他の事例に応用できるかどうかを自分で試してみる. フィードバックを得ながら, 違う問題にも応用できることを確認していく
練習を観察しながら AED を用いた除細動の手技についてフィードバックを与える はじめのうちは受講者は「これでよかったかな？」「次はどうするんだっけ」と考えながら行動するので, 考える時間を与える（表情を見て判断）. 考えた結果として行動したことに対しフィードバックを与える（受講者の思考を妨げない）. できていることに対しては「できている」とだけフィードバックを与え, できていないことには受講者自身による修正を尊重する. 失敗に助言を与えて, 次は失敗しないように練習の機会をすぐに与えることを繰り返すとよい（フィードバックの時間は最短に止め練習の時間をたっぷり取る） 全体ができるようになったら「今のやり方で傷病者は社会復帰できます」と成功を認証する	うまく説明できない時は, 自分でなぜうまく説明できないのかを考える. 自分の中にもう 1 人の自分を置き, 自分自身にフィードバックを与える
練習で用いたシナリオや状況は再利用しない テスト用のシナリオ・状況を与え, その中で AED を用いて安全に除細動ができるかどうかをチェックリスト（受講者に事前配布）を用いて行う AED の使い方ができていれば合格. 質が高い CPR ができているかどうかは, AED の使い方の評価には関係ない（CPR の指導の仕方に問題がある）. また, 教えていない「胸毛がある」場合の対応などはテストしない	練習して大体できるようになったら, 今まで使った事例以外の事例で新しい説明が適用できるかどうかをチェックする
3 カ月後に確認テストを行う 保持を高める工夫として, AED を用いて安全に除細動する手順をイラストにして, いつもよく見る場所に掲示しておく（家庭の冷蔵庫の扉など） ポイントカードのようなものを作り, 定期的な確認テストの合格歴を記録し, 自分で眺めて達成感を味わえるようにする	日を改めて復習する 記憶の中から学習した知識を取り出す練習を定期的に実行する

インストラクショナルデザイン 2014. サンライトヒューマン TDMC, 2014」より引用改変）

B-4 ロールモデルに育つ / 育てるシステム（オリエンテーション）

救急活動シミュレーション学習の目的は，「よくできる」救急隊員が共有している救急活動の考え方・組み立て方を学習者が自分の技能として自分の中に構築し，さまざまな傷病者に対し最適な救急活動を実践できるようになることにあります．そのために前書と本書では受講者用ワークブックと指導者用ワークブックを用意しました．救急活動シミュレーション学習と実際の救急活動を経験学習しながら，どのような状況にも対応できる救急隊員になることは傷病者の予後改善・救命率の向上にとって，そして消防組織の責任を果たす上で極めて重要な意味を持ちます．

しかし，消防組織が魅力的で将来的に発展するためには救急活動が「よくできる」救急隊員に育つ・育てる学習とトレーニングシステムを組織内に構築するだけでは十分ではなく，組織内に「あの人のような救急隊員（ロールモデル）になりたい」と思われる救急隊員が育つ仕組みやそれを支援する組織文化の醸成が必要だと思われます．

ここでは消防組織の成長と発展の基盤となる組織内の人材育成に不可欠なロールモデル像と，ロールモデルを育成するツールの例を説明したいと思います．

❶「あの人のようになりたい」と思われる救急隊員

救急活動シミュレーション学習では救急活動のスクリプトや知識カードを使って，多様な傷病者に救急活動を最適化できるようになることを目的としています（図15）．ここまでその学習法・指導法について説明してきました．

よく計画された学習・トレーニングを継続して行い質の高い現場経験を積んでくると，今度は若い救急隊員の指導を担う立場になってきます．そして救急活動を担う救急隊員と指導者としての役割をこなしながら，さらに自分の能力を高めることが期待されるようになります．若い救急隊員が「よくできる」救急隊員に成長するためには，よく計画された学習・トレーニングと実務だけでなく，職場に「あの人のようになりたい」と思わせる救急活動の

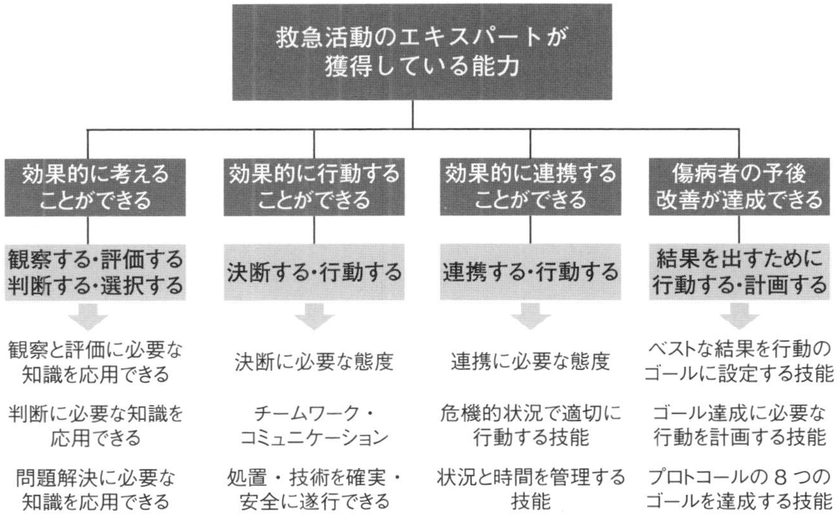

図18　救急活動のエキスパートが獲得している能力の構造

エキスパートの存在（ロールモデル）が必要になります．以下に，救急活動シミュレーション学習の指導者クラスの救急隊員が救急活動のエキスパートに成長しロールモデルに育つシステムについて説明します．

消防組織として救急隊員を救急活動のエキスパートに育つ / 育てるには，エキスパートが備えている能力はどのような能力なのかを明確に記述する必要があります．このレベルになると救急活動シミュレーション学習で用いたスクリプトや知識カードの使い方は完全習得していますので，さらにエキスパートに育つ / 育てるためには，彼らが獲得している能力の構造を示す必要があります．それが**図18**になります．

救急活動のエキスパートの能力は，① 効果的に考えることができる，② 効果的に行動することができる，③ 効果的に連携することができる，そして，④ エキスパートに期待される成果をもたらすことができる，の4つの技能で構成されていると考えることができます．4つの技能の下位には具体的にできなくてはならない行動を記載しました（**図18**）．**図18**を指針に，どのような学習を行えばエキスパートに成長しロールモデルとしての役割を果たすようになるのでしょうか．

表 29 救急活動の振り返り票

	説 明	振り返りの問いかけ
仮説形成，推論などを効果的に考える Thinking	8つの段階を通しての仮説形成，仮説の検証と推論，観察と評価，評価と判断，判断と選択の論理的な考え方	「救急活動全体を通して，自分の考え方（仮説形成，検証，推論，観察・評価，評価・判断，判断，選択）は効果的にできましたか？」
アルゴリズムの実行や手技を効果的に行う Acting	手を使って行う手技，アルゴリズムに従って一連の手技を実行する，情報の伝達やコミュニケーション	「救急活動の中で実際に手を使う手技（身体所見，処置，特定行為，SBARでの伝達）は効果的にできましたか？」
患者・家族，医療者との関係性を構築し維持する Relating	質の高い救急活動に必須の良好な人間関係の構築と活用（通信指令員，救急隊，消防隊，傷病者・家族，病院連絡の受け手，病院の医療チーム）	「救急活動を通して，自分と関わった人達（通信指令員，救急隊員，他の隊，傷病者・家族，病院の医療チームなど）と良い関係を構築できましたか？」
患者の予後改善・救命を達成する Accomplishing	救急活動は傷病者にとってどのような価値があったか（予後改善，救命率の向上，適切な病院への搬送）	「考え，行動し，他人の力を借りて救急活動を行いましたが，その活動は傷病者の予後改善，救命や適切な病院搬送という成果を生み出しましたか？」

❷ 発展学習の方法

このレベルに成長すると，**表 28** で示したガニェの 9 教授事象を自分の学習に応用し，自らの技能を向上していくことができると考えられます．彼らに必要なのは**図 18** の領域のどの技能を改善すればよいのかを判断するツールで，それが救急活動の振り返り票（**表 29**）になります．

表 29 は救急活動シミュレーション学習で用いる「振り返りシート」（**表 15**）とは異なり，より高い視点での振り返りを要求しています．効果的に考えたか，効果的に行動できたか，効果的な関係性を構築し連携できたか，関係者が期待する結果をもたらすことができたかという広い問いに対し，何ができたのか，何が改善を要するのかを判断し，改善の仮説を形成・実行・検証（Plan-Do-See）し，このサイクルを回し続けることが必要になります．

救急隊員として質の高い病院前救急医療を提供するために，とりあえずの

<table>
<tr><td colspan="3">事例のプロフィール
傷病者が急な傷病に見舞われる以前の状態を，過去から現在までを簡単に紹介します（成長，教育，職業歴，家族歴，生活歴，渡航歴，動物飼育歴，既往歴，基礎疾患，薬剤歴，現病歴など）．傷病者がどのような人生を過ごし，イベントを発生したのかの概要を記述します</td></tr>
<tr><td>119 番通報のきっかけ（SAMPLER の E）
市民からの 119 番通報の内容を，市民の言葉・表現で記します</td><td>とりあえずの診断の根拠
119 番通報の内容から，とりあえずの診断を 1 つ挙げ，その根拠を医学的に説明します</td><td>緊急度・重症度
とりあえずの診断の緊急度・重症度について説明します</td></tr>
<tr><td>「とりあえずの診断」・安定な場合
「とりあえずの診断」が正しい時，傷病者の状態が安定している場合の詳細な評価の典型例を説明します</td><td>鑑別診断のポイント
安定している場合の鑑別診断と鑑別のポイントを説明します</td><td>病院選定と処置
安定している場合の病院選定と救急隊が行う処置について説明します</td></tr>
<tr><td>「とりあえずの診断」・不安定な場合
「とりあえずの診断」が正しい時，傷病者の状態が不安定な場合の詳細な評価の典型例を説明します</td><td>鑑別診断のポイント
不安定な場合の鑑別診断と鑑別のポイントを説明します</td><td>病院選定と処置
不安定な場合の病院選定と救急隊が行う処置について説明します</td></tr>
<tr><td colspan="3">疾患の概念・メカニズム，病院での治療の概要，合併症と予後
疾患の概念や病理・病態生理について要点を記します（詳細は教科書などを参照してください）．また，病院での診療・治療の概要，起こり得る合併症と予後（将来的な状態とその見込み）について説明します</td></tr>
</table>

図 19　知識カード「とりあえずの診断・疾患カード」

診断を作ったり，現場診断の鑑別を行う際の疾患の知識を増やすことも必要になります．そのために知識カード「とりあえずの診断・疾患カード」（図 19）と「鑑別診断・疾患カード」（図 20）を利用するといいでしょう．これらの知識カードは，医学教科書的な知識を救急活動で応用できるように，救急隊員に必要な知識を選択しシミュレーション学習や現場活動で利用しやすく配列したものです．知識カードの理解を深めるためには教科書を参照します．

疾患名：疾患の概念，疫学，メカニズム	
現病歴	
身体所見	バイタルサイン・検査
診断のポイント	鑑別診断
合併症・予後	病院での検査・治療

図 20　知識カード「鑑別診断・疾患カード」

これらのツールを使いながら経験学習を継続的に行いますが，その方法は基本的には前書でも述べた，仕事を学習の機会として活用する方法になります（**図 21**）．救急活動のエキスパートになるには**図 21** の指導・コーチ役も学習者自身が担うことになります．自分で自分自身の発達を支援する技能を認知的方略（学習技能）と呼び，このクラスの救急隊員には不可欠の技能になります．

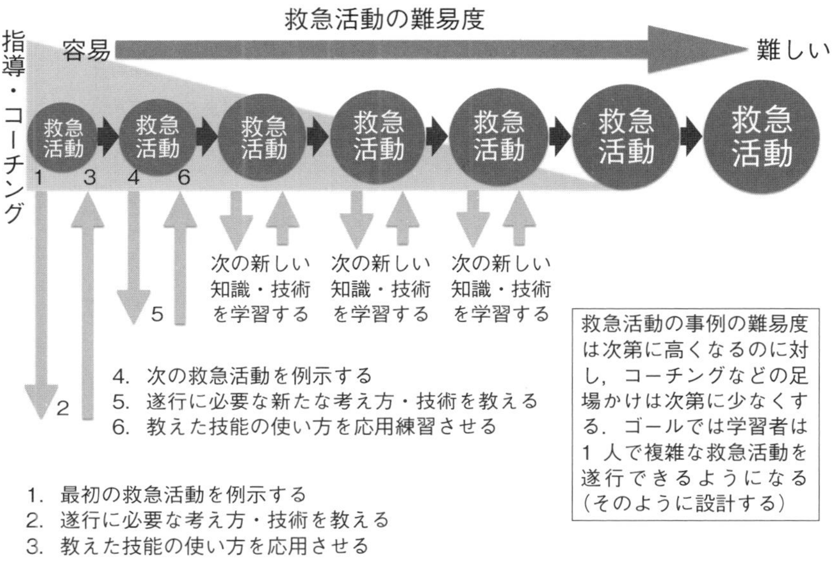

図 21　救急活動という仕事を通した学習の仕方

C

通信指令員用ワークブック

1. ガイドライン 2015 で期待されていること
2. 市民救助者と通信指令員のコミュニケーションエラー
3. 必要な知識の整理
4. クイズ

病院前救急医療における通信指令員の役割は，一般市民*[19]が素朴な表現*[20]を使って伝える119番通報の内容を病院前救急医療の概念（心停止を認識する3つの要件など）や用語（死戦期呼吸など）を使って解釈し，素朴な表現に対応する医療用語*[21]を当てて救急隊に伝達することにあります（図22）．

通常，一般市民は急な傷病が発生しても「そのうちに治るだろう」と希望的観測を形成し，傷病者の容態を見護る行動を選択しがちです．容態がどんどん悪くなっても医療の素人である市民には119番通報するタイミングを判断することはできません．その結果，「明らかに変！」という状況に至ってはじめて119番通報することを選択します．119番通報で市民が用いるのは素朴な表現で，医療用語は使用されません．

通信指令員の役割は，素朴な表現で伝えられる119番通報の内容（現場で傷病者はどのような状態なのか）から何が起きたのかを判断し，医療知識を使って素朴な表現を医療用語に翻訳します．そして，その医療用語を使いながらSBARに準じた方法で出場指令を構成し救急隊に伝えます．

救急隊に伝えられる出場指令では，何が起きたのかを伝える市民の素朴な表現が医療用語に翻訳され伝えられます．救急隊はイベントに関する情報（SBARのB:背景）と今どんな容態なのかに関する情報（SBARのA:評価）から通信指令員が翻訳した医療用語の検証を行い，通信指令員の翻訳エラーを修正します．

---

*[19] 一般市民：急な傷病への対応の訓練を受けていない市民．AEDの使い方などの急な傷病への備えの訓練を受けた学校の教員，スポーツ指導員などは除く．

*[20] 素朴な表現：救急医療の専門家ではない普通の素人が，急な傷病が発生した時に目の前の事態を伝達する時に用いる表現の仕方．専門用語は知らないので使えない．したがって，いつも使っている用語（素朴な表現）を用いて何が起きたのかを伝えざるを得ない．

*[21] 医療用語：医療教育を受けた医師，看護師，救急救命士などが共通理解できる専門用語．

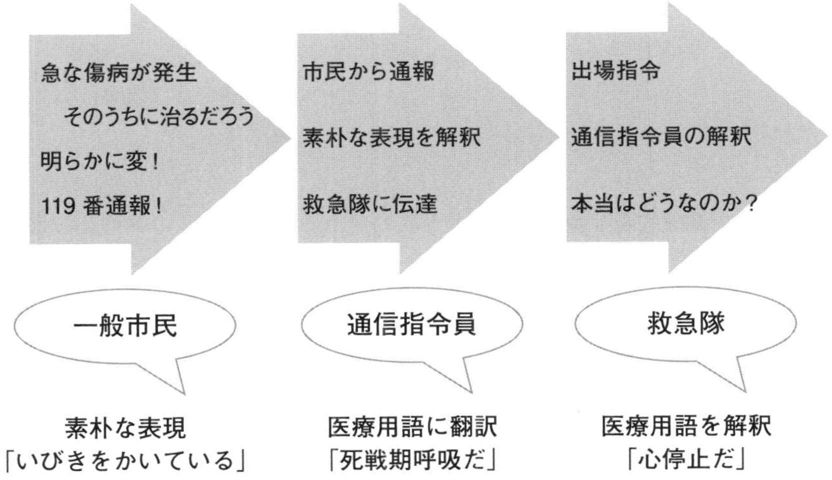

図 22　通信指令員の役割

C-1 ガイドライン 2015 で期待されていること

JRC 蘇生ガイドライン2015で通信指令員に期待されていることは，市民が素朴な表現で伝える119番通報内容から従来より早い時点で「心停止が起きている」と判断しバイスタンダー CPR を早期に指導することにあります．

❶ ガイドライン2010とガイドライン2015の相違点

心停止に陥った傷病者は痙攣様の動きや死戦期呼吸を呈することがあり，このことが市民救助者の判断を混乱させることがあります．次の事例をご覧ください．

a　心停止傷病者が痙攣様発作を起こしている状況で市民が119番通報した場合

通報者「65 歳の夫が急に倒れてしまい，ぐったりしていて返事をしません.」
通信指令員「意識はありますか？」

通報者（手が痙攣しているのを夫が意識的に動かしているのと取り違え）「手を動かしています．」

通信指令員（傷病者が意識的に手を動かしていると解釈し）「意識あり」と判断．

b 心停止傷病者が死戦期呼吸を呈している状況で市民が119番通報した場合

通報者「65歳の夫が急に倒れてしまい，ぐったりしていて返事をしません．」

通信指令員「意識はありますか？」

通報者（頭がパニックに陥っていて，意識があるか・ないかについての知識はないので）「わかりません」と返答．

通信指令員（意識については判断を保留し）「呼吸はありますか？」と質問．

通報者（死戦期呼吸を見て）「呼吸はあります」と返事．

通信指令員（意識障害は不明だが呼吸はあるので）「心停止ではない」と判断．

この事例ではどちらの場合も実際には心停止傷病者であるにもかかわらず，通信指令員の質問の内容が市民に理解されない，また，市民に意識の有無・呼吸の有無を判断するだけの知識がない（したがって医療用語を使うことができずに素朴な表現を使う）ため，いずれの場合も通信指令員の判断は「心停止ではない」になっています．

ガイドライン2010では，「意識はありますか？」（「反応はありますか？」）「呼吸はありますか？」と質問し，市民が「意識はありません」（「反応はありません」）「呼吸はありません」と答えることを前提にCPRの口頭指導を行っていました．しかし，この事例のように，「意識はありますか？」「呼吸はありますか？」と質問すること自体が，心停止傷病者を非心停止と誤って判断してしまう原因になっていました．

ガイドライン2015では，バイスタンダーによるCPRの実施率を向上するために，次のように変更になりました．先ほどの事例 a にガイドライン2015を適用するとどうなるか見てみましょう．

a 心停止傷病者が痙攣様発作を起こしている状況で市民が119番通報した場合

通報者「65歳の夫が急に倒れてしまい，ぐったりしていて返事をしません.」

通信指令員（返事がないことから）「反応がない」と判断.「わかりました. それでは息の仕方はどうですか？」

通報者「え，息ですか？」,「…よくわかりません.」

通信指令員（市民が観察して息をしているかどうかよくわからないので）「呼吸停止」と判断.「わかりました. それでは胸骨圧迫心マッサージを開始してください.」

ガイドライン2010とガイドライン2015の違いはどこにあるでしょうか？新しいガイドラインでは，通信指令員の質問に「意識」や「呼吸」という医療用語は使われていません. また，通信指令員は傷病者が「急に倒れた」ことと,「ぐったりしている」（反応がない）ことから心停止が起きているとみなし，胸骨圧迫心マッサージを開始することを前提に呼吸の質について質問しています. この例では「息はどうですか？」と通報者が自分の目で見た傷病者の息の様子を自分の言葉（素朴な表現）で返事ができるように「開かれた質問」を投げかけ,「…よくわかりません」という情報から「正常な呼吸はないので呼吸なし」と判断しています.

ガイドライン2015では，心停止に居合わせた通報者がバイスタンダーCPRを開始できるように，通信指令員が傷病者の反応の有無と呼吸の質（正常の呼吸か，そうではないか）を尋ね，傷病者に反応がなく呼吸が正常でない場合（よくわからない場合）はその傷病者は心停止状態にあると判断し，バイスタンダーCPRを口頭指導することを推奨しています.

次に，ガイドライン2015で通信指令員に期待されている判断と指導について説明します.

❷ 通信指令員が行う判断と行動（口頭指導を含む）

ガイドライン2015で通信指令員に期待されている通報内容の聞き取りとその判断，および判断に基づいた行動を行うために必要な知識は次のとおりです．最初は目撃のある突然の卒倒について説明します．

①「目撃のある」「突然の卒倒」に対する救命処置の重要性が説明できること．
② 通報者の情報から「突然の卒倒」が起きたと判断できること．
③「突然の卒倒」が「今，心停止が起きた」ことを意味することを理解すること．
④「突然の卒倒」が想定される場合，「眼の前で・目撃された」「心室細動による心停止」が起きたと考え，直ちに胸骨圧迫を開始するよう指導すること．
⑤ 救急隊の AED（または現場近くの AED）を用いた除細動を迅速に行うこと．
⑥ そのために直ちに救急車を出場させること．
⑦ 心停止かどうか繰り返し確認したり，服用している薬物についての情報聴取などに時間をかけないこと．

また，窒息による卒倒について適切に対応するために必要な知識と行動は次のとおりです．

① 119番通報の内容から「窒息」であることを認識すること．
② 窒息の状況で「卒倒」することの意味を理解すること．
③ 窒息で卒倒した傷病者に胸骨圧迫の口頭指示ができること．

通信指令員は上に挙げた知識を使って状況（119番通報の言葉どおりではなく，通報者が意味していること）を判断し，その判断に基づいて通報者に必要な救命処置を行うように口頭指導を行う必要があります．

次に，市民救助者と通信指令員のコミュニケーションの違いに起因するさまざまなエラーについて説明します．また，口頭指導に必要な知識を説明した後，クイズとシナリオで知識の使い方を確認してください．

C-2 市民救助者と通信指令員のコミュニケーションエラー

❶ 卒　倒

卒倒という用語は，脳貧血・脳出血などのために突然意識を失って倒れることをいいます．また，「突然の卒倒」という用語（心肺蘇生の領域で使われる場合）は，主として心室細動による心停止が原因となって起きる現象として使われています（心停止に対する蘇生領域の専門用語と考えてよいでしょう）．

「突然の卒倒」は次のような状況で倒れた場合に用いられます．

状況 1

今まで普通に動いていた，普通にしていた．苦しそうな様子も痛そうな様子も感じられなかった．

状況 2

傷病者は**状況 1** の状態にあり，これから大変な病気に見舞われる予兆など全然なかったのに急に倒れた．

このような状況を表現するのが「突然」という用語です．「突然の卒倒」は**状況 1** と**状況 2** の中で起きた卒倒をいいますが，「突然の卒倒」と呼ばれる倒れ方には次のような特徴があります．

特徴 1

側にいる人が「フラフラしてきて今にも倒れそうだ」とか，「動いていたのに立ち止まって何だか様子が変だ，倒れてしまうかもしれない」などの予兆が感知できない．

特徴 2

「倒れるかもしれない」という予兆なしに，まったく不意に・突然にバタンと倒れる．

「突然の卒倒」という用語は，**状況 1** と**状況 2**，そして**特徴 1** と**特徴 2** の4つの条件が揃った特殊な倒れ方を意味していると考えてよいでしょう．

心肺蘇生では「突然の卒倒」を目撃したら「心室細動による心停止が起きた」と考え，ガイドライン2015に従った救命の連鎖を開始します.

通信指令員には，通報者とのやり取りの中から「突然の卒倒」が起きたと判断できる技能が求められます．通報者は「突然の卒倒が起きました」とは言いません.「突然の卒倒が起きた」と判断するのは通信指令員の役割です．通報者とのやりとりの中で**状況1，状況2**と**特徴1，特徴2**を示唆する表現に気づき,「突然の卒倒が起きている」と判断するのは通信指令員の業務になります.

❷ 意　識

通信指令員が個人の慣習として通報者に「意識はありますか？」と質問することがあります．この問答に意味があるのは，通信指令員と通報者が「意識」と「意識がある」という用語を医学的に正しく理解している場合だけになります．このような状況は通常は考えられないので，通信指令員が「意識はありますか？」と質問することから始まる問答で心停止の傷病者の救命率が向上するといった効果は期待できないことがわかります.

このような理由からガイドライン2015では意識を確認するのではなく，刺激に対する反応に関する通報者の情報から，通信指令員が「反応なし」=「意識なし」と判断するよう推奨するようになりました.

❸ 呼　吸

意識と同じように「呼吸はありますか？」と聞かれて傷病者の呼吸を観察し「呼吸はあります」「呼吸はありません」の区別が正確にできる通報者はまず，いません.

意識の項で述べたのと同じ理由で，ガイドライン2015では通報者が呼吸の有無を区別するのではなく，いつもの呼吸と同じなのか違うのかを観察した通報者の表現を聞いた通信指令員が，呼吸の有無・呼吸が正常か異常かを判断することが推奨されています.

通報者が伝える情報から通信指令員が「呼吸はない」または「いつもの

息の仕方ではない」と判断できることが重要になります．

❹ 胸骨圧迫

普通救命講習でマネキンを相手に強く・速い胸骨圧迫ができたからといって，実際の傷病者に強く・速い胸骨圧迫ができるわけではありません．その理由の1つに「人に胸骨圧迫を行っても本当に大丈夫だろうか？」という不安があります．この不安を和らげるのも通信指令員の業務になります．

目の前で倒れている人に胸骨圧迫を行うことへの市民の不安は，本当は心停止ではないのに間違えて胸骨圧迫を行ってしまうことへの不安と，強く・速く胸骨圧迫することで骨折などの合併症を起こさないかという不安です．

本当は心停止ではないのに間違えて胸骨圧迫をした場合は，傷病者は手で胸骨圧迫を跳ね除けようとしたり「痛い」と発語しますので，その時点で市民救助者の胸骨圧迫を中断します．心停止と思って胸骨を圧迫したら心停止ではなかったこと自体に何も問題はありません．胸骨圧迫を行うことで合併症を起こすのではないかという不安に対しては，圧迫の部位が（右胸部でも左胸部でも心窩部でもない）胸の真ん中である限り，肋骨の脱臼・骨折は起きてもそれ以上の重大な合併症（肺挫傷，心挫傷，肝損傷，胃破裂）は起こさないことを知っていれば，「胸の真ん中は強く押しても大丈夫です」と伝えることができ，市民救助者の不安を解消できると思います．通信指令員としては「もしも」や「間違えたら」と考え過ぎて胸骨圧迫を口頭指示することに慎重になるのではなく，正しい知識を持って市民救助者に簡潔な口頭指示を与えることと，不安を解消し（必要に応じて）勇気を与える一言を伝える必要があります．

❺ AEDを使用した除細動

胸骨圧迫と同じく，普通救命講習ではAEDトレーナーを用いた除細動ができるようになった市民も，実際の傷病者に本物のAEDを使って除細動を行うことには不安を持っています．その不安は「心停止ではないのにAEDを使ってしまったら心停止にしてしまうのではないか」という不安と「AEDで電気をかけると心臓を痛めてしまうのではないか」という不安です．

口頭指示で不安を解消している余裕はないので，「AEDのスイッチを入れ音声に従って使えば傷病者に害はありません」という具合に手短に市民が持っている潜在的な不安を解消するとよいかもしれません．

❻ 既往歴・通院歴

医師は，それまで特に病気にかかったこともなく薬を飲んだり治療を受けたりしていない30歳後半以降の健常な成人が，突然の卒倒・心室細動を起こしても不思議には思いません．珍しいことでもありません．30歳代後半ともなれば生活習慣からくる血圧の上昇（高血圧とは診断されていなくても），血糖値の上昇（糖尿病の治療は受けていなくても）や動脈硬化による血管の狭小化は起きているだろうと考えるのが医師の常識です．

一方，市民そして通信指令員が，病気と言われたことがなければ健康（血圧は正常，血糖値も正常，血管はきれいで血液はサラサラ）と見なしたり，薬を飲んでいなければたいした病気はないと考えたりしても，それが常識です．このように医師と市民・通信指令員の常識は違いますし，市民と通信指令員の常識も異なっています．

「40歳男性，既往歴もなく通院歴もなく．ジョギングをしていて突然卒倒」と聞いて，医師なら「心筋梗塞から心室細動だろう．40歳の成人だから生活習慣病はあるだろう」と考えます．既往歴の有無，内服の有無よりも「ジョギングをしていて」「突然倒れた」という発症した状況についての情報のほうが大事な場合は少なくありません．

既往歴・通院歴を詳しく聞いたからといって，その情報が必ずしも重要な意味を伝えるわけではありません（通常，既往歴・通院歴には重要な情報が詰まっていますが，それを聞いたりその内容を組み立てて伝えたりする時間的な余裕はありません，特に心停止の傷病者では）．

C-3 必要な知識の整理

❶ 突然，卒倒する

「さっきまで普通だったのに急に…」，パニックに陥って「夫が大変なんです…」という状況や現場の雰囲気を感じたら，「突然」に起きた傷病を考えます．「突然に発症する傷病」で最も緊急性を要するのは心停止です．119番通報でこれらのキーワードや現場の雰囲気があれば心停止を考えます．

「突然」を考える状況があり，かつ「卒倒した」ことを示唆する情報があれば突然の心停止（＝心室細動）を考えます．急に倒れた，バタッと倒れた，後ろで「バタッ」という音がしたので振り返ると倒れていた，トイレのほうで「ドスッ」という音がしたので行ってみると倒れていた，はすべて卒倒を意味しています．

ところで，突然の卒倒から心室細動による心停止が発生したと判断し，すぐに救助（胸骨圧迫，AEDを用いた除細動など）を開始する意義はどこにあるのでしょうか？　それは心室細動の心停止が発生した時点から救命の連鎖を始めることで，心室細動による心停止傷病者の80％以上で社会復帰が期待できるからです．通信指令員の判断と口頭指導が遅れるたびに，胸骨圧迫の質が悪ければ悪いほど，またAEDの使用が遅れるに従い，心停止傷病者が社会復帰するチャンスは小さくなっていきます．

❷ 反応がない

市民は「意識」という概念や「意識の状態を評価できる」ための教育も受けていませんし，トレーニングをしているわけでもありません．したがって，市民に「意識はありますか？」や「意識状態はどうですか？」と質問しても正しい・信頼できる答えは戻ってきません．習っていないことはできないのです．

その代わりに市民が普段から行っている「刺激を与えて反応を見る」という行動を利用し，傷病者の意識の有無を判断します．救急指令員は，市民が傷病者に刺激を与えその反応がないことを聞き出し，それを根拠に傷病者は意識がない＝脳への血流が途絶している＝心停止と判断します．

「急にぐったりし，体を揺すっても目を覚まさないんです」は，体を揺するという刺激を与えても目を覚ますという反応が起きていない，すなわち「刺激を与えても反応がない」に該当するので，この場合は「意識がない＝心停止」と判断する，となります．

通報者が「急にぐったりしてしまいました」と伝えるが刺激を与えての反応を評価していないと判断したら，「大きな声で名前を呼んでも目を開けませんか？」と質問します．通報者が電話の向こうで「○○！（名前）」を呼んでいるのが聞こえ「呼んでも目を開けません」と報告すれば，大きな声という刺激を与えても目を開けるという反応が見られない，すなわち「刺激を与えても反応がない」に該当するので，この場合の判断は「意識がない＝心停止」になります．

❸ 普通の息をしていない

いつもの呼吸ができるのは，脳の延髄に心臓から十分の血流と酸素が供給されているからです．延髄の呼吸中枢に心臓からの血流・酸素供給が途絶えると，呼吸中枢が刻んできた規則正しい呼吸のリズムを保てなくなりいつもとは違う呼吸の仕方になります．これが死戦期呼吸と呼ばれる呼吸様の運動で，心停止に特有の呼吸様運動（呼吸ではないが，あたかも呼吸をしていると見間違えてしまうような動き）です．池の鯉に餌を与える時，鯉が水面に上がってきて口をパクパクしますが，その動きに似ていると表現する市民もいます．

正常の呼吸運動は，観察しても呼吸をしているのかどうかもすぐにはわからない，という特徴があります．医療者でさえ難しい呼吸の観察が市民にできると期待するわけにはいきません．市民に判断できるのは，普段の息の仕方とは違う（「呼吸」は医学用語なので市民には使わないほうがいいと思います），いびきをかいている（音の出る死戦期呼吸），口をパクパクしている（音がしない死戦期呼吸）程度のことです．

「急にぐったりして，いびきをかいているんです」という情報があれば，

「急にぐったり」[*22]から＜突然の卒倒＞[*22]を考え，「いびきをかいている」から＜普通の息ではない＞＜死戦期呼吸＞と考えます．これらの考え(評価)をまとめると突然の心停止と判断できます．反応がないことを確認するために「大きな声で呼んで返事がありますか？」と質問し，「返事がありません」と聞けば＜反応なし＞と判断します．

❹ 心停止の判断

心停止の定義は反応なし・呼吸なし・脈の触知なしです．心停止の治療を業務として行う医療者以外は市民も含め，傷病者の反応がなく・正常の呼吸がない場合は，傷病者は心停止と判断し直ちに救命処置を開始します．

反応がない，正常の呼吸がない，についてはすでに説明しました．

❺ 質の高い胸骨圧迫（安全性と手技）

強く速く胸骨圧迫を行っても内臓損傷をきたさず安全に胸骨圧迫ができる部位は胸の真ん中です．脳と心臓に血流と酸素を供給するためには有効な胸骨圧迫を行う必要がありますが，それには成人で圧迫の深さが少なくとも5cmで速さが毎分100～120回という要件を満たす必要があります．

心停止でパニックに陥った救助者が行う胸骨圧迫は速度が早い傾向にありますが，それが大体120回/分になります．胸骨圧迫は疲れるのですぐに速度は落ちておよそ100回/分くらいに落ち着いてくるようです．口頭指示では毎分100回のリズムを強調したほうが簡潔だと思います．強さについては「少なくとも5cm」と言っても伝わらないと思えば「助けるつもりで強く」という言い方もあると思います．

❻ 窒息と心停止

市民が窒息で119番通報するタイミングでは，ほとんどの傷病者は心停止に陥っています．窒息で心停止に至る典型的な経路を以下に説明します．

もともと咀嚼・嚥下に問題がある成人（喉頭部の腫瘍がある，神経疾患が

[*22]「 」は市民の表現，＜ ＞は市民の表現を解釈した病院前救急医療の用語．

ある，高齢者，介護施設に入所しているなど）が食事をしていて（あるいは食事の介助中に）窒息が生じます．窒息の最初の症状は咳き込みですが，高齢者などでは大きな咳ができないことが少なくありません（介助者が窒息に気がつかないで食事を与え続ける原因になります）．咳き込んだり，いつもと様子が違っていたりしているうちに（目を上転させたり，びっくりしたような表情をしたり），急にぐったりしベッドにもたれかかったり床に倒れたりします．この状態では傷病者はすでに心停止に陥っています．

食べ物による窒息が起きやすいのは食事の時間帯です．お昼の時間帯に介護施設から119番要請があった時は窒息による心停止を考えます．

窒息を解除する方法は傷病者が心停止になっているかいないかで大きく異なります．まだ咳き込んだり，咳をするそぶりはあるが咳の音がしない場合(上気道の完全閉塞)はハイムリック法を行います．咳き込んでいたのにぐったりしたら心停止に陥っているので胸骨圧迫を行います．窒息による心停止と目撃のある心室細動による心停止では心肺蘇生のやり方が異なっています．

54歳男性が，会社で会議をしている最中に胸が苦しくなって突然卒倒したという事例を考えてみましょう．心停止の原因は急性心筋梗塞の合併症である心室細動が発生したことにあります．心停止になる直前までは正常の呼吸機能と循環機能を保っていたので，血液中には肺で酸素を取り込んだ赤血球が十分に存在しています．質の高い胸骨圧迫を行えば（人工呼吸を行わなくても），十分な酸素を含んだ血液を脳と心臓に送ることができます．脳と心臓に胸骨圧迫により酸素を送りながら除細動を行えば自己心拍が再開する可能性が高くなります．このように目撃のある心室細動による心停止では，心停止直後から数分間は胸骨圧迫だけを行うことで脳と心臓に酸素を供給することができます．これがハンズ・オンリーCPR（胸骨圧迫から始めるCPR, C-A-B）[*23]の根拠になっています．

次は窒息の事例です．82歳男性が，回転寿司店で握り寿司を食べていたところ急に胸の辺りを手でトントンと叩きながら苦しそうな表情で立ち上がりました（あなたはカウンターの反対側に座っているお客です）．咳をするような動きはありますが，咳の音はしていません（完全な上気道閉塞の症状，声門を空気が通過できないので音が出ない）．だんだん顔色が悪くなってきて真っ青になりました（低酸素血症によるチアノーゼ）．目がうつろになり表情も虚脱様になってきたと思っていたらそのまま床に倒れてしまいました（低酸素血症が原因で心停止に陥った）．一部始終を見ていたお店の人が慌てて119番通報します．バイスタンダーCPRの口頭指示はありませんでした．3分くらいして救急車が到着し，救急隊が傷病者に接触しました．

さて，この事例，心停止に陥った82歳男性の血液中には，先ほどの事例，心筋梗塞による心室細動で心停止に陥った54歳男性が心停止になった直後の血液中と同じくらいの酸素は含まれているでしょうか？

答え

82歳男性の血液中にはもはや胸骨圧迫で血液を脳や心臓に送っても，脳や心臓で利用できる酸素は含まれていません．一方，心室細動を起こした54歳男性の血液中には十分の酸素が含まれています．82歳男性は，そもそも窒息で呼吸ができなくなり酸素が取り込めなくなったことが心停止の原因ですが，54歳男性は呼吸機能や酸素の取り込みは正常で血液中にも十分の酸素が含まれていますが，心室細動が原因で心停止に陥っています．

上で説明したように，心室細動による心停止に対するCPRでは心停止直後から数分間は人工呼吸による酸素供給は必要ありません．しかし，窒息から低酸素血症をきたし心停止に陥った場合は血液中には脳と心臓で利用できる酸素はもはや含まれていませんので，CPRではまず確実に気道を確保することが最優先になります．

窒息で心停止に陥った傷病者を救命するためには救急隊による気道の確保が必須になるので，通報内容から窒息による心停止が疑われたら一刻も早く

---

*23 ハンズ・オンリーCPR：口対口人工呼吸を行わない，胸骨圧迫のみの心肺蘇生法（CPR）．これまで「A-B-C」としてairway（気道確保）→ breathing（人工呼吸）→ compressions（胸骨圧迫）が行われてきたが，2010年に改訂された「AHA心肺蘇生と緊急心血管治療のためのガイドライン」では「C-A-B」が新たに推奨された．この「C-A-B」手順によりcompressions（胸骨圧迫）→ airway（気道確保）→ breathing（人工呼吸）となり，胸骨圧迫から開始することになった．

救急隊を出場させます．救急隊に気管内チューブを用いた気道確保が必要になることを伝えるために「窒息による心停止が疑われる」ことを明確に伝えるといいでしょう．

窒息による心停止の多くは心電図上無脈性電気活動または心静止を示します．呼吸原性心停止でも時々，無脈性電気活動の一部として振幅が小さな心室細動が見られることがありますが，心原性心停止の心室細動には相当しません．

C–4 クイズ

❶ 市民から→「急にドスッという音がして，行ってみたら夫が床に倒れている」

119 番通報 （指令員：通信指令員）

市　民「62 歳の夫が大変なんです！　倒れてしまって…」

指令員「どんな風に倒れましたか？」

市　民「台所で支度をしていたら，突然，ドスッという音がしたので，振り返ってみると，夫が倒れていました．」

指令員「ご主人は何をしていたのですか？」

市　民「2 階から降りてきたところだったと思います．」

指令員「呼びかけて目を開けたり返事はできますか？」

市　民「呼んでも返事はしません．」

質問　ここまでの情報で 62 歳の男性の状況を救急隊に伝える表現で適切なのはどれでしょう（1 つ選んでください）．

1. 急に意識が低下したもの．
2. 妻が食事の支度中，ドスッという音を立てて倒れたもの．
3. 突然の卒倒で現在，心停止と思われる．

答え　3.

解説　119 番通報内容から「突然の卒倒」が疑われる状況があれば心室細動による心停止を考えます．刺激に対して反応がなければ心停止を考えます．

❷ 老人ホーム職員から→「86 歳女性の入居者が食事中に…」

119 番通報

老人ホーム職員「入居者の 86 歳の女性が食事中に変になっちゃって…」

指令員「食事をしていたのですか？」
職　員「ヘルパーさんが食事介助をしていたんです.」
指令員「食べさせている時，詰まったり，急に咳き込んだりしましたか？」
職　員「よくわかりません.」

質問1　ここまでの情報で86歳の女性に何が起きたと考えられるでしょうか．下記から最も適切な推測を選択してください.

1. 意識障害を疑う.
2. 窒息したが心停止ではない状態と考える.
3. 窒息による心停止を疑う.

答え　3.

解説　119番通報内容の「食事中の出来事」「急な出来事」から「食事関連の急変」と考える．食事関連の急変で最も緊急度が高いのは窒息（異物による上気道閉塞）による心停止．このように考えるとここまでの情報から窒息による心停止を疑うことができるといいでしょう.

質問2　次にあなたはどのような問いかけをしますか？　下記から最も適切な問いかけを選択してください.

1. 呼びかけて返事はありますか？
2. 呼吸はしていますか？
3. 脈は触れますか？

答え　1.

解説　心停止が起きていることを確認するための質問を行います．通報者は老人ホームの職員であり，呼吸の確認や脈拍の触知ができるとは期待できません(時間を要する)．ここでは刺激を与えて反応があるかどうかを確認し，反応がなければ心停止を考え「食事中の窒息による心停止」と出場指令を出します.

❸ 市民から→「夫が，起こしても起きないんです」

119番通報

市　民「54歳の夫が，ぐったりして起きないんです．救急車，お願いします．」
指令員「体を揺すっても目を開けたりしないんですか？」
市　民「目も開けないし，返事もしません．」
指令員「呼吸はありますか？」
　しばらくして，
市　民「しています．」

質問1 指令員の問いかけ「呼吸はありますか？」の適切さについてあなたの考えはどれですか？　最も近いものを選んでください．

1. 呼吸の有無を確認するために「呼吸はありますか？」と問いかけたのは適切だ．
2. 市民に呼吸の有無を区別することは期待できないので，この問いは不適切だ．
3. よくわからない．

答え 2.

解説 呼吸の有無を確認することは医療者でも難しく，市民に呼吸の有無を区別することを期待するわけにはいきません．この事例のように，家族が家族の呼吸を観察する場合，呼吸がない（市民感覚では死を意味する）と判断することは心情的にも無理があります．「JRC蘇生ガイドライン2015」以降は市民に対し「呼吸はありますか？」という質問はなくなり，バイスタンダーCPRの実施率が高まることが期待されます．

質問2 「呼吸はありますか？」と質問する代わりに，あなたはどのように質問しますか？　以下の質問の中から，市民が最も答えやすいと考えられるものを選んでください．

1. 「正常の呼吸はありますか？」
2. 「息の仕方はどうですか？」
3. あなたが考える質問の仕方．

答え 1より2のほうが市民は答えやすい（正解は3かもしれません）．

解説 1の質問は「正常な呼吸があるか・ないか」を問いただしています．市民は「ある・ない」の2つから1つを選ぶしかありません．このような質問の仕方を「閉ざされた」質問といいます．この質問に答えるには「呼吸」と「正常な呼吸」の2つの判断ができる知識が必要になります（市民にこの知識を要求するのは難しいでしょう）．一方，2の質問は「息」という市民がわかる言葉を使い「息の仕方はどうですか？」と市民が自由に表現できるので（「開かれた」質問といいます），市民は自分が見て聞いたことを自分の言葉で語ることができます．「息はありません」「口をパクパクしています」「いびきをかいています」などの表現を引き出し，後者が死戦期呼吸だと判断すれば「正常な呼吸はない」すなわち「呼吸はない」ので，傷病者は心停止だと判断することができます．

❹ 市民から→「本当に，大丈夫なんですか？」

119番通報

市　民「心臓病の主人が急に倒れて息がありません．」
指令員「呼びかけて目を開けたり返事をしますか？」
市　民「いいえ．」
指令員「それでは胸骨圧迫を始めてください．胸骨圧迫の仕方はご存知ですか？」
市　民「ええ，知っています．だけど本当に押しても大丈夫なんですか？」

質問 市民の不安に対し，あなたはどのように不安を解消し胸骨圧迫を動機づけしますか？　この状況に最適で，市民が安心し動機づけられる説明を選んでください．

1.「大丈夫です．頑張って圧迫してください．」
2.「圧迫してもケガをさせることはありません．強く速く押して命をつないでください．」
3.「胸の真ん中を押せば肋骨骨折を起こして折れた肋骨が内臓に刺さったりすることはありません．今はケガよりも胸骨圧迫で脳と心臓に血液を送ることが大事です．救急隊に引き継ぐまでしっかり胸骨圧迫を続けてください．」

答え　2（1は安心につながらない，3は説明が長い）．

解説　普通救命講習を受講した市民がマネキンにCPRを実施できても，AEDトレーナーを使った除細動ができても，実際に傷病者に実施できるとは限りません．CPRをしたりAEDを使うことで返って害を与えるのではないかという不安が頭をかすめるからです．通信指令員はこの不安を解消し，バイスタンダーCPRを実施することを動機づける必要があります．不安解消では，実施しても有害事象がないことを短く伝えます（2のように）．また，動機づけでは「命をつないでください」程度の表現が差し障りがなくて良いのではないかと思います．「頑張ってください」と言われると市民は責任を感じてしまい，CPRを実施したことが心的外傷につながるかもしれません．

D

消防組織内で行う救急隊員シミュレーション研修

1. 地域 MC 協議会で行う救急隊員シミュレーション研修の枠組みと取り組み
2. 消防署内シミュレーション研修の紹介

D-1 地域MC協議会で行う救急隊員シミュレーション研修の枠組みと取り組み

❶ シミュレーション研修の枠組み

ここでは埼玉県東部地域メディカルコントロール協議会（以下，地域MC協議会）および蓮田市消防本部の取り組みについて紹介します．

地域MC協議会では平成22年（2010年）10月1日より基幹医療機関である救命救急センターにおいて，統括救急技術指導者養成を開始しました．統括救急技術指導者は救急業務に精通し，相当の実務経験を有する職員のうちから消防長が指名し養成事業に参加しました．この事業の目的は，消防組織内で救急隊等救急業務に関わる職員の教育・トレーニングを計画・指導する指導的な救急救命士を養成することで，救命救急センターにおける研修では教育・トレーニングの計画・実施に関わる次の業務を担当し行いました（研修期間2カ月）．

業務は①署内一次検証に対するフィードバック，②心肺蘇生のサイエンスの学習（ガイドラインを理解しプロトコールを適正に運用するため），③ITスキルの獲得，④消防機関と医療機関の連携促進，⑤地域MC協議会で行う教育・トレーニングの計画・実施への参加，およびこれらの活動により傷病者の予後改善・救命率を向上する方略の立案を行いました．また，研修を受けた消防本部の統括救急技術指導者は，組織内で行っている教育・トレーニングの効果・効率・魅力を向上するためのシステム的な改善に取り組みました．その中で当地域MC協議会に属する8消防組織で行う救急活動のシミュレーション研修の目的・方法を共有することを目的に，救急隊員シミュレーション研修[*24]を計画・実施しました．

地域MC協議会で行う救急隊員シミュレーション研修を含め，署内で

[*24] 救急隊員シミュレーション研修：消防組織や地域MC協議会で公式に取り上げる際は救急活動シミュレーション研修事業と呼ばれることが一般的と思われる．研修の中で参加者（学習者）に生じるのは学習であり，その意味で本書のタイトルを『救急活動シミュレーション学習』としている．

行う研修に参加することで獲得できる再教育[*25]のポイントの上限を2年間30ポイントと定めました（署内で実施するシミュレーション研修については地域MC協議会に内容を報告，承認された後にポイント加算となる）．救急隊員シミュレーション研修を地域MC協議会の事業として計画・実施することにより，救急隊員を対象とした教育・トレーニングの目的・内容・方法について地域MC協議会に所属する消防本部の統一が図られるとともに学習の質が担保されました．

❷ 救急隊員シミュレーション研修の設計と紹介

シミュレーション研修のゴールは，119番通報入電から始まる救急活動と救急活動後に行う振り返りのプロセスから，救急活動プロトコールの台本の使い方を学習することとしました．実際のシミュレーション研修では，①通信指令員の研修（市民からの119番通報の入電から出場指令），②出場指令を受けた救急隊の臨床推論のトレーニング，③救急隊のノン・テクニカル・スキルのトレーニング，および④特定行為などのプロトコールの適正活用に関するトレーニングをローテーション形式で実施し，それぞれの活動の精度を向上することを目的としました．

第1回救急隊員シミュレーション研修の概要（スケジュール）を表30にまとめました．また，研修の様子を図23で紹介します．

救急隊員シミュレーション研修終了後，指導者が自らの指導法を振り返り研修を改善するためのチェックリストを作成し使用しました（図24）．改善のカテゴリーは指導の基本技能（受講者の学習を支援する），受講者の学習意欲を高める[*26]，受講者同士の共同学習[*27]，デジタル技術（ICT）の応用に分け，それぞれのカテゴリーの中でできる具体的な工夫を考えることを

[*25] ポイントを算定できる署内再教育：その要件として地域MC協議会の救急救命士とメディカルコントロール医師が共同で教育プログラムを策定し，プログラムに医学的な質を担保していることを前提とする．

[*26] 学習意欲を高める：注意を喚起する（Attention：A），やりがいがある（Relevance：R），自信がつく（Confidence：C），満足感（Satisfaction：S）の4つを総称しARCS（アークス）モデルと呼ばれる．学習者の意欲を高めることで学習活動に集中すれば学習成果・魅力が高まる．

表 30　第 1 回救急隊員シミュレーション研修の概要

目　的	シミュレーション研修の目的は，一次救命処置の重要性，口頭指導の実施，病院前救急医療におけるチーム医療の実践を通して傷病者の予後改善・救命率の向上を達成するために通信指令員，救急隊，支援隊が連携すること 地域 MC の目標である現場活動の質の向上を図ること
研修企画	統括救急技術指導者研修受講者および受講予定者が担当する ラリー方式で各スキルステーションを回り研修する 効果的・効率的（短時間）に楽しく（魅力的）学習できる
内　容	救急救命士の資格を有しない救急隊長の現場活動のノン・テクニカル・スキル向上 ・通信指令スキル，効果的な PA 連携 ・階級差によらないなど個人の限界をカバーしながらチームとして活動するスキル 救急活動プロトコール 現場での傷病者アセスメントを救急活動プロトコールで行い病院連絡までを実施する現場活動トレーニング ・医療機関への伝達と適切な病院選定 ・傷病者への現場推論 地域 MC プロトコール現場活動 地域 MC が定めるプロトコールに準じた救急活動トレーニング ・指令員の通報内容の判断と口頭指導と支援要請 ・救急救命士による現場プロトコールの再確認
振り返りの指針	目標（ゴール）はどのように・どこに設定したか？ できたことは何か？ できなかったこと・改善を要することは何か？ 難しかったことは何か・その理由は？ 今後どのように改善すればよいか？ 今後の活動で活用できる教訓は何か？

推奨しています．

---

*27 受講者同士の共同学習：グループで共同学習することにより受講者ができる範囲が上級レベルの受講者の技術に接近していく（発達の最近接領域）ことが知られている．このダイナミクスを活用するための工夫．

救急活動プロトコールブース

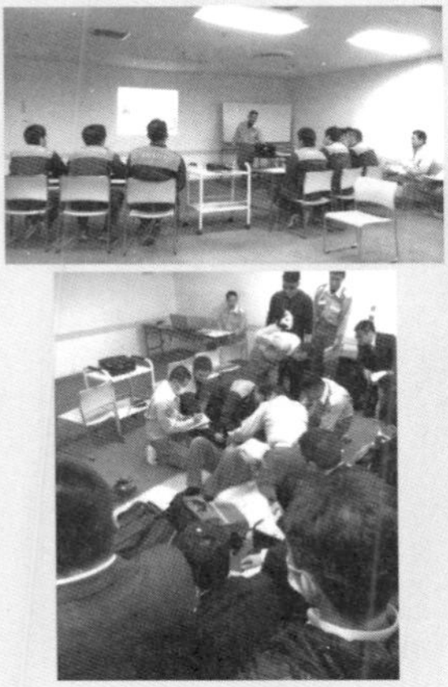

救急隊・支援隊が共同して行う救急活動シミュレーション学習. 最初に救急現場の画像を提示し, イメージを作る. 他消防本部の見学者が見守る中, 演習を行う

ノン・テクニカル・スキルブース

救急救命士以外の救急隊長の現場活動

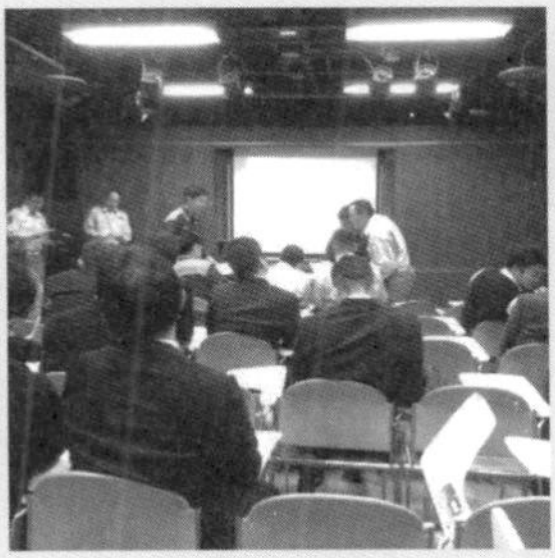

救急救命士の資格を有さない救急隊長を対象としたノン・テクニカル・スキル（リーダーシップ, コミュニケーション, 傷病者・関係者からの情報収集, 医師への伝達など）を中心に演習を行う

MCプロトコールブース

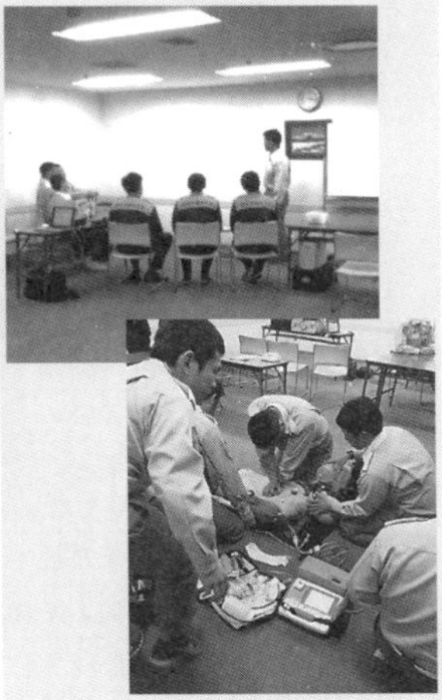

地域メディカルコントロール（MC）協議会で策定したプロトコールの適正な運用を確認するブース. プロトコールの確認, 演習, 質疑応答の順番に実施し, プロトコールを適切運用する思考を組み立てる

図23　救急隊員シミュレーション研修の紹介

❸ 救急隊員シミュレーション研修の評価と意義

地域MC協議会ではMC協議会で認定した統括救急技術指導者（現在のMC体制では指導的救急救命士に相当）が組織横断的に病院前救急医療の面で地域住民に安全と安心を担保するために救急隊員シミュレーション研修共同作業（企画, デザイン, 実施, 評価, 消防本部へのフィードバック）を行いました. **図25**にアンケート用紙を, **表31**にアンケートの結果を示します.

救急隊員シミュレーション研修共同作業（Plan-Do-See）の成果・意義は, ① 地域MC協議会として病院前救急医療の質を担保し向上する学習システムを共有できたこと, ② システム構築を救急救命士が主導することで

シミュレーション研修改善のチェックリスト

講習会開催日　　年　　月　　日（　　）
担当者

1. 研修のテーマ

	項　目	チェック
基礎基本	1：発問・説明・指示の役割をしっかり区別できている	はい・いいえ・非該当
	2：受講者のノート作りのイメージを持った指導をしている	はい・いいえ・非該当
	3：机間指導の際，どんな受講者にどんな指導・支援をするか考えた	はい・いいえ・非該当
	4：受講者の話す・聞くスキルを考えて学習活動を構成した	はい・いいえ・非該当
	（具体的な工夫点）	
学習意欲	1：受講者の注意を引く導入や教材展示の工夫（Attention）	はい・いいえ・非該当
	2：受講者が身近に感じ，やりがいを感じる課題の工夫（Relevance）	はい・いいえ・非該当
	3：受講者が自信を持てる発問やフィードバックの工夫（Confidence）	はい・いいえ・非該当
	4：受講者が満足感を得られる場面の設定や評価の工夫（Satisfaction）	はい・いいえ・非該当
	（具体的な工夫点）	
受講者の協同学習	1：グループ活動を取り入れる際の学び合いが成立するための工夫	はい・いいえ・非該当
	2：グループ活動を取り入れる際の役割分担や進行の工夫	はい・いいえ・非該当
	3：受講者全体の話し合いを設定する際のルールやまとめ方の工夫	はい・いいえ・非該当
	4：ワークシート上の指示，意見の整理，振り返りなどを諭す道具の工夫	はい・いいえ・非該当
	（具体的な工夫点）	
ICT	1：講習の魅力を高めるICT活用（興味を引くコンテンツの提示）	はい・いいえ・非該当
	2：指導効率を高めるICT活用（時間短縮，指示の明確化）	はい・いいえ・非該当
	3：講習の効果を高めるICT活用（思考を深める，定着を図る）	はい・いいえ・非該当
	4：情報活用能力（収集・編集・発信）やモラルを高める場の設定	はい・いいえ・非該当
	（具体的な工夫点）	

図24　シミュレーション研修改善のチェックリスト

救急活動プロトコールアンケート

受講日　平成　　年　　月　　日

1．あなたの年齢と救急隊員経験年数を教えてください.

年齢（　　　）歳　　救急隊員経験（　　　）年

2．救急活動とプロトコールについて理解できましたか？

いまひとつ ←　　　　　　　　→ できた

（1　　2　　3　　4　　5）

意見があれば記入してください.

3．救急活動とプロトコールの内容はいかがでしたか？

いまひとつ ←　　　　　　　　→ よかった

（1　　2　　3　　4　　5）

意見があれば記入してください.

4．救急活動で活用できると思いますか？

できない ←　　　　　　　　→ できる

（1　　2　　3　　4　　5）

意見があれば記入してください.

5．4の質問にできない1．2に記入した方は、どの辺りが活用できないと思いますか？

6．その他、意見・感想がありましたら自由に記入してください.

ご協力ありがとうございました.

図25　救急隊員シミュレーション研修のアンケート用紙

表31 救急隊員シミュレーション研修のアンケートの結果

質問	職種	結果	自由記載
研修は楽しかったですか？	救急隊員	とても楽しかった…40% 楽しかった…40% 普通…20%	・楽しく学ぶことができた ・すべてが良い経験になった ・楽しむ余裕がなかった
	救急救命士	とても楽しかった…20% 楽しかった…40% 普通…40%	・緊張感を持って研修できた ・新しい知識や活動に役立つスキルが学べた ・各ブースで学ぶことが多かった
	支援隊	とても楽しかった…57% 楽しかった…29% 普通…14%	・消防隊では研修の機会が少なく勉強になった ・雰囲気が明るく硬くならずに勉強できた ・活動を評価されたことが良かった
	通信指令員	とても楽しかった…67% 普通…33%	・外部での研修の機会が少なく新鮮で楽しかった ・実施隊との共同でプレッシャーを感じた
研修は役に立ちましたか？	救急隊員	とても役に立った…100%	・ほかにない研修でとても勉強になった ・自分の弱い部分を確認できた ・プロトコールの再確認ができた
	救急救命士	とても役に立った…80% 役に立った…20%	・各ブースで態度と技術が学べた ・継続して開催してほしい ・救急活動プロトコールの台本が役に立った
	支援隊	とても役に立った…72% 役に立った…14% 普通…14%	・署外の指導員（他消防本部）による評価が良かった ・ノン・テクニカル・スキルやプロトコールが良かった ・支援隊には難しい部分もあった
	通信指令員	とても役に立った…67% 役に立った…33%	・普段見られない活動が見られた ・救急活動のプロセスの再確認ができた ・各ブースで明確な学習目標を勉強した
研修の内容・成果を署内訓練に応用しますか？	救急隊員	大いに応用する…100%	・指令員，支援隊，救急隊が一体となった訓練は有用 ・隊の統一が図れる ・すべての隊員が共通認識を持って活動できる
	救急救命士	大いに応用する…100%	・署内のスキルアップに効果的 ・この内容の訓練が署内で実施できたら素晴らしい
	支援隊	大いに応用する…57% 応用する…29% 普通…14%	・隊員としてわかりやすかった ・チームワークが良くなった ・全職員が共有する内容だった
	通信指令員	大いに応用する…34% 応用する…33% 普通…33%	・現場隊との意見交換の場になる ・チームのスキルアップにつながる ・反対勢力が強い

（医師は支援）消防本部が主体となる組織学習システムとしてのメディカルコントロールのあり方が示せたこと，③ 教材・指導法の共有が進んだこと，④ 救急隊員シミュレーション研修の消防本部内コースを開催することで，消防組織職員の病院前救急医療技能の向上が図れることと考えられました．また，消防本部内でのシミュレーション研修の学習を日常化し再教育のポイントに加算することで消防本部の教育負担の軽減につながると考えられます．

❹ 総　括

病院前救護活動（現在は病院前救急医療）の充実強化の必要性から平成3年（1991年）4月23日「救急救命士法」が公布され20年以上が経ちました．その後，さまざまな背景から「消防法の一部を改正する法律」〔平成21年（2009年）10月30日施行〕により，「消防組織法」および「消防法」の第1条，消防の任務および目的に「災害等による傷病者の搬送を適切に行う」ことが明記されました．そして，メディカルコントロール体制を十分に確保することで，さらに救急救命士の処置範囲の拡大が検討されており，救急救命士の医学的知識，観察能力，技術などの一層の質の向上が求められています．

病院前救急医療を担う救急救命士の役割は，救急現場と搬送途中における生命の危機回避，適切な搬送医療機関の選定，迅速な搬送にあります．救急救命士には再教育として傷病者の予後改善・救命率の向上に資する生命危機（循環虚脱，呼吸不全など）に即座に対応できる能力を維持・向上することが期待されています．救急活動の教育・訓練では従来，心肺蘇生法と外傷のトレーニングに重点が置かれてきましたが，救急現場では内科的な疾患を含め多種多様な傷病者に対応する必要があります．救急搬送の半数以上は急病が占めていることから傷病者の内科的な症状などに応じて観察から伝達の基準に沿った適切な医療機関を選定・搬送することが求められています．

このような背景から当地域MC協議会では統括救急技術指導者のグループを中心に救急隊員シミュレーション研修を計画・実施し，その成果を各消防本部へ還元してきました．これからの救急隊には内科系疾患の救急現場においても情報収集や医療機関への円滑なコミュニケーションを図る方法を習得する系統的な学習が必要になっています．救急隊員シミュレーション研修は，従来から行われている心肺停止コース（BLS，ICLS）[*28]や外傷コース（JPTEC）[*29]などのように系統立った学習プログラムとしてデザインしました．

救急隊による救急搬送において，傷病者の搬送および医療機関による受入れの円滑化を図るため，「消防法の一部を改正する法律（平成21年法律第34号）」が平成21年5月1日に公布され，同年10月30日に施行されました[*30]．

新たな実施基準では，傷病者の状況に応じた適切な医療の提供が行われるよう分類された医療機関リスト，救急隊による観察基準などのルールが定められおり，実施基準にある疾病について適用されますが「それ以外の軽症傷病者等の医療機関への搬送は，各消防機関において柔軟に対応するもの」とされています．実施基準を実行するには，そのための教育・訓練のシミュレーション研修・教材開発と指導者養成による救急隊員・通信指令員の資質向上が不可欠です．それが救急隊員シミュレーション研修になります．

救急活動プロトコールの台本（**表1**）は出場指令の解釈，現場観察，傷病者の初期評価と詳細観察，収集した情報を基に臨床推論を継続し病院選定，医師への報告などの内容を時間軸に沿って展開し理解しやすくなっています．また，I-SBAR-Cによる伝達基準（**表14**）は，救急隊が搬送先として選定した医療機関に対して傷病者の状況の伝達を容易かつ標準的に行うための基準です．伝達では搬送先医療機関を選定する判断根拠となった観察・評価項目を優先して医師が理解できる用語で伝達することが定められています．伝達では傷病者の状況に関するすべての情報を網羅的に伝えるのではなく，

[*28] BLS：Basic Life Support〔日本BLS協会はアメリカ心臓協会（AHA）の公式BLSコース（一次救命処置を学ぶコース）を開催している〕．
ICLS：Immediate Cardiac Life Support（日本救急医学会認定の医療者向け蘇生トレーニングコース）．

[*29] JPTEC：Japan Prehospital Trauma Evaluation and Care（日本救急医学会公認の病院前外傷教育プログラム）．

[*30] 傷病者の搬送および受入れの実施に関する基準の策定について．
http://www.fdma.go.jp/html/data/tuchi2110/pdf/01_tsuuchi.pdf

判断の根拠となった重要な項目の系統的・論理的な思考が必要になります．これが救急隊員が臨床推論（救急隊員が現場で行う推論の仕方）を学ぶ意義になります．

救急現場で臨床推論を使って意思決定の精度を上げることにより，迅速・的確な医療機関への搬送につながると考えられます．また，臨床推論を医師と救急救命士が共有することで，救急救命士が行う傷病者の観察・評価・意思決定の仕方が，医師が行う救急疾患の診断のプロセスに近接してくる学習効果が期待できると考えます．

D-2 消防署内シミュレーション研修の紹介

ここでは，蓮田市消防本部の試みである一連の救急活動を包括的に学習する消防署内シミュレーション研修を紹介します．

❶ 消防署内シミュレーション研修の位置づけ

消防署内シミュレーション研修の目的は，救急隊だけでなく通信指令員，レスキュー隊，消防隊を含めた消防職員を対象に署内訓練として定期的に実施し，以下の学習成果を上げることにしました．すなわち，出場指令の質の改善・バイスタンダーCPRの実施率向上，救急隊員が行う観察判断技能の向上，応急処置の適切な実施と適正な病院選定の実施です．事前学習資料，シミュレーション学習教材を作成し，シミュレーション学習時間に対しては地域MC協議会の再教育のポイントを与えます．

病院前救急活動を担う救急救命士の役割は救急現場と搬送途中における生命の危機回避，適切な搬送機関の選定，迅速な搬送にあることから，以下を再教育の学習項目としました．すなわち，生命の危険的状況をきたす循環虚脱・呼吸不全に即座に対応できる能力と，医療施設における超急性期治療が施設・技術的に機能分化・重点化している疾患については，短時間での病態把握と適切な処置ができる能力としました．**表32**に消防署内シミュレーション研修の対象となる傷病をまとめました（傷病者の搬送および受入れの実施に関する基準より）．

❷ シミュレーション研修の概要

シミュレーション学習は基本的に救急活動プロトコールの台本（**表1**）に準じて行います．次に，シミュレーションの概要を学習の時系列として示します．**表33**に消防署内シミュレーション研修の概要を示しました．

蓮田市消防本部では家庭用ビデオ・iPhoneを用いてビデオ教材を作成し，シミュレーション研修の事前学習(救急活動のデモンストレーションとして)としました[*31]．受講生は事前にビデオを見て，シミュレーションにおける

表32　消防署内シミュレーション研修の対象となる傷病

分　類	病態・疾患	
重　篤	心肺機能停止（またはその恐れ）	
緊急性・重症度が高い		ショック（アナフィラキシーショックを含む） 呼吸不全
	心大血管疾患	心筋梗塞（急性冠症候群） 大動脈解離
	脳疾患	脳卒中
	呼吸器疾患	重症喘息
	消化器疾患	急性腹症 消化管出血
	外　傷	頭部外傷 胸部外傷 腹部外傷 脊髄損傷 四肢切断 四肢開放骨折 多発外傷 熱傷、電撃傷
	環境異常	熱中症，低体温，溺水
専門性が高い	周産期疾患 小児科疾患	
特殊性が高い	精神科疾患 急性中毒 緊急透析	

学習ポイントを明確化します．

蓮田市消防本部で開発したシミュレーション研修ではインストラクショナル・デザインのモデルの1つであるゴールベースシナリオ（Goal-Based Scenario：GBS）理論を用いています（**図26**）．シミュレーション研修の文脈は通常の救急活動と同じく業務としての救急活動としました．受講者

*31 胸痛を訴える傷病者のシナリオ動画のURL．
http://www.youtube.com/watch?v=JqZYX7mShVc

表 33　消防署内シミュレーション研修の概要

救急活動プロトコール					
時　間	所要（分）	内　容	種　別	詳　細	担　当
14：00-14：10	10	オリエンテーション			A
14：10-14：50	40	救急活動プロトコール プロトコールの 8 つの階段	座　学	救急活動と プロトコール解説	A
14：50-15：00	10	デモンストレーション	デモンストレーション解説		A
15：00-15：10	10	休　憩		受講者ブース分け	
15：10-15：40	30	救急活動プロトコール －シナリオ 1 －	実　技	シミュレーション 15 分 デブリーフィング 10 分	
15：40-16：10	30	救急活動プロトコール －シナリオ 2 －	実　技	シミュレーション 15 分 デブリーフィング 10 分	
16：10-16：20	10	休　憩			
16：20-16：45	25	救急活動プロトコール －シナリオ 3 －	実　技	シミュレーション 15 分 デブリーフィング 10 分	
16：45-17：10	25	救急活動プロトコール －シナリオ 4 －	実　技	シミュレーション 15 分 デブリーフィング 10 分	
17：10-17：20	10	質疑・全体振り返り・アンケート記載			B
17：20-17：30	10	修了・解散			B

には業務のミッション，傷病者の予後改善と救命の達成を与え，シミュレーションでの役割，例えば隊長の役割を与えます．そこに 119 番通報が入電し，シミュレーションがスタートします．シナリオには学習目標や特定行為技術などのスキル獲得を設定します．受講生はシナリオの中で救急隊員の助けや行動の結果を頼りにシナリオを進めます．情報源である傷病者役・関係者役から必要な情報を聞き出していきます．

受講生には事前学習資料とともにシミュレーションでパフォーマンスする具体的な項目のリスト（図 27）を提供しました（受講生はリストを使いながら事前学習を進め，事前学習を終了したらリストを見て漏れがないことを確認する）．

次に，シナリオ（胸痛）の例を示します（シナリオ操作で情報を提供する時系列で）．

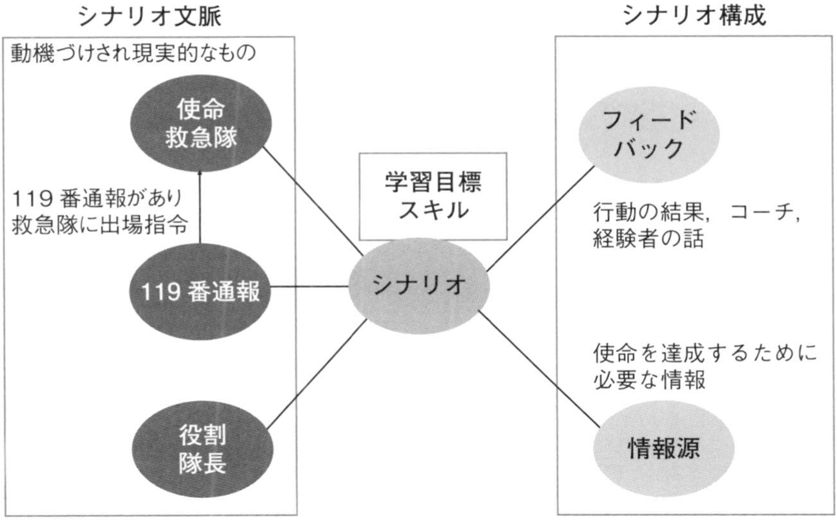

図 26　ゴールベースシナリオの構成要素の関連

想　定：平成 21 年（2009 年）2 月 9 日，午前 9 時 30 分.

通報内容：「50 歳代男性．職場の正面入口で突然胸を押さえ苦しみだした．顔色も悪く冷や汗をかいていて苦しそうなので，同僚が 119 番通報したもの.」

出場指令：「出動先○○町○○丁目○○番地○○株式会社，50 歳代男性，急病，胸部痛.」

無線内容：「50 歳代男性が職場の正面入口で急に胸を押さえ苦しみ，冷や汗をかき苦しがっているとの同僚からの通報．なお，既往歴は高血圧で市内の○○医院にかかりつけとのこと.」

指令から現場到着まで

通報内容から得られる情報：出場場所，事故概要，傷病者の状態，症状・様子，受傷部位，性別と年齢.

課　題：指令を受けてから現場到着までに救急隊長として取るべき行動ができること.

シミュレーション研修でパフォーマンスする具体的な項目

救急救命士　氏名　　　　　　　　　　平成　　年　　月　　日

1. 通報内容・指令内容				
・事前情報を隊全体に周知できたか	はい	いいえ	非該当	メモ
・事前情報から予測できる「とりあえずの診断」ができたか	はい	いいえ	非該当	
・現場到着までの準備，活動プランの立案ができたか	はい	いいえ	非該当	
・応援要請ができたか（必要であれば）	はい	いいえ	非該当	
2. 現場到着				
・救急隊・環境・傷病者の安全は確認できたか	はい	いいえ	非該当	メモ
・危険であれば，それに応じて回避できたか	はい	いいえ	非該当	
3. 初期評価・蘇生処置				
・傷病者の外見・意識状態を確認したか	はい	いいえ	非該当	メモ
・傷病者の主訴を確認したか	はい	いいえ	非該当	
・傷病者の気道・呼吸状態を確認したか	はい	いいえ	非該当	
・傷病者の循環状態を確認したか	はい	いいえ	非該当	
・手早く初期観察ができたか	はい	いいえ	非該当	
・不安定な場合，即時に蘇生処置ができたか	はい	いいえ	非該当	
・病態の鑑別と「とりあえずの診断」ができたか	はい	いいえ	非該当	
4. 臨床推論による現場診断				
・緊急性の高いものから想起し，問診していったか	はい	いいえ	非該当	メモ
痛みのフォーマット　OPQRST				
・O（onset）：発症様式	はい	いいえ	非該当	メモ
・P（palliative/provocative）：増悪・寛解因子	はい	いいえ	非該当	
・Q（quality/quantity）：症状の性質・ひどさ	はい	いいえ	非該当	
・R（region/radiation）：場所・放散の有無	はい	いいえ	非該当	
・S（associated symptom）：随伴症状	はい	いいえ	非該当	
・T（time course）：時間経過	はい	いいえ	非該当	
病歴聴取のフォーマット				
・S（sign & symptoms）：どのような症状か	はい	いいえ	非該当	メモ
・A（allergy）：アレルギー歴は	はい	いいえ	非該当	
・M（medications）：内服薬	はい	いいえ	非該当	
・P（pertinent past medical history）：症状と関連のある既往歴	はい	いいえ	非該当	
・L（last oral intake）：最後の経口摂取	はい	いいえ	非該当	
・E（events preceding）：いつ，何が，どのように起こったか	はい	いいえ	非該当	
・R（risk factors）：環境，社会的，精神心理的，家族・生活	はい	いいえ	非該当	
身体所見診察				
・全身の観察ができ，記載できる	はい	いいえ	非該当	メモ
・頭頸部の診察ができ，記載できる	はい	いいえ	非該当	

・胸部の診察ができ，記載できる	はい	いいえ	非該当	
・腹部の診察ができ，記載できる	はい	いいえ	非該当	
・泌尿・生殖器の診察（産婦人科的診察含む）ができ，記載できる	はい	いいえ	非該当	
・骨・関節・筋肉系の診察ができ，記載できる	はい	いいえ	非該当	
・神経学的診察ができ，記載できる	はい	いいえ	非該当	
・小児の診察（生理的所見と病的所見の鑑別を含む）ができ，記載できる	はい	いいえ	非該当	
・精神面の診察ができ，記載できる	はい	いいえ	非該当	
・簡単な検査（血圧・心音・呼吸音の状態，血中酸素飽和度・心電図）の結果を評価できる	はい	いいえ	非該当	
処　置				
・収集したデータ，詳細観察から適切な処置が実施できたか	はい	いいえ	非該当	メモ
・行った処置の効果確認を実施できたか	はい	いいえ	非該当	
・容態変化に即座に対応できたか	はい	いいえ	非該当	
5. 重症度・緊急度の把握				
・臨床推論は繰り返し行われていたか	はい	いいえ	非該当	メモ
・推論結果から〈致死的〉〈重篤〉〈緊急性なし〉の鑑別はできたか	はい	いいえ	非該当	
・隊全体に周知できたか	はい	いいえ	非該当	
6. 診療科の判断・病院選定				
・専門的な検査，治療を考え，適切な医療機関を選定できたか	はい	いいえ	非該当	メモ
7. 伝達（ファーストコール）				
・I（identify）：発信者の確認	はい	いいえ	非該当	メモ
・S（situation）：状況のサマリー	はい	いいえ	非該当	
・B（background）：状況に対する背景	はい	いいえ	非該当	
・A（assessment）：観察・評価	はい	いいえ	非該当	
・R（request）：要望事項	はい	いいえ	非該当	
・C（confirm）：確認	はい	いいえ	非該当	
・要領よく手短に伝達できたか	はい	いいえ	非該当	
8. 継続的な処置と決着				
・傷病者管理を含めたモニタリングを継続的に行えたか	はい	いいえ	非該当	メモ
・今後予測される容態変化に対する準備を指示できたか	はい	いいえ	非該当	
総合評価				
1　救急活動プロトコールに従って臨床推論ができる	はい	いいえ		メモ
2　即時蘇生などの処置の必要性を判断し，医師引き継ぎまでの処置を立案できる	はい	いいえ		
3　I-SBAR-C を使って円滑なコミュニケーションを取ることができる	はい	いいえ		
コメント 技術指導者署名				

図 27　シミュレーション研修でパフォーマンスする具体的な項目のリスト

・出動先現場の把握，感染防護，資器材．
・確認指令内容からある程度の疾患や状況を予想できる．
・必要資器材の準備・応援要請，救急車の停車位置の指示，現場の安全確認など．

現場到着時

状　況：傷病者は正面玄関入口で壁に寄りかかって胸を押さえ具合が悪そうで，同僚が付き添っている．呼びかけに無関心で胸を押さえ苦しがっている．顔面には冷汗が見られ顔貌は蒼白し，呼吸は浅く速く，皮膚は湿潤し冷たく蒼白．

課　題：この時点での傷病者の最初の数秒で行う評価と判断と処置・行動ができること．

初期評価

最初の数秒で目で見て耳で聞いて外見，呼吸仕事量，循環・皮膚色の迅速な観察による印象．

外　見：具合が悪そうで胸部を押さえている，呼びかけに無関心．

呼吸仕事量：呼吸が増加している（浅く速い）．

循環・皮膚の色：末梢循環の血管抵抗が増加していて蒼白になり冷汗も見られる．

評　価：ショック，緊急度・重症度が高く生命を脅かす状態である．

判　断：自身が行った現場の評価と第一印象に基づいて何を行うかを判断する．

行　動：酸素投与，高濃度酸素マスクを使用した酸素吸入，患者の希望に応じた体位管理，保温処置，メインストレッチャーの指示，血圧および SpO_2 の測定の指示．

一次評価

迅速で実践的な ABCDE アプローチに沿った心肺機能，神経機能に関する観察評価．

ABCDE アプローチに沿った一次評価（表 8 ～ 10）：一次評価の各手順で，生命を脅かす異常に注意する．異常が現れた場合は一次評価を中断し，処置を開始し，詳細な評価（二次評価）を開始する（まずモニタの装着指示）．

バイタルサインの情報：意識クリア，血圧 100/70mmHg，HR60，呼吸は浅く 30 回 / 分，SpO_2 92%（酸素 2L/ 分投与下），体温 37.0℃，瞳孔左右差なし，対光反射あり，モニタ心電図で下部誘導で ST 上昇あり．

課　題：胸痛を訴える疾患の鑑別診断．

心筋梗塞，解離性大動脈瘤，消化器疾患（逆流性食道炎など），呼吸器疾患（気胸や肺炎）などの鑑別疾患から心筋梗塞を疑い，鑑別（ルール・アウトとルール・イン）を進める．

詳細な評価と病院選定

SAMPLER を用いた問診で傷病者の情報をつかむほかに BAGMASK*32 や GUMBA*33 を使った問診，そして身体診察を行い，現場診断を絞っていく．

病院連絡と搬送

搬送先を三次医療機関または循環器の医療機関と決定し，I-SBAR-C を用いたファーストコールを行い，手短に最も伝えたい状況（situation：S）を最初に伝える．

以上，蓮田市消防本部でデザインし実行した署内シミュレーション研修を紹介しました．シミュレーション研修は実施すれば，その振り返りを行い改善するというサイクル（Plan-Do-See：PDS サイクル）を繰り返しています．シミュレーション研修に多くの職員の参加を得ることと，このサイクルに多職種の消防職員が関与することで，消防組織内の学習環境が次第に拡充していくことを期待しています．

---

*32 BAGMASK（バッグマスク）：B…病気・病歴，A…アレルギー，G…時間 / グルコース，M…めし（最終食事摂取時間），A…ADL（日常生活動作），S…主訴，K…薬．

*33 GUMBA（グンバ）：G…原因，U…訴え，M…めし，B…病気・病歴，A…アレルギー．

索　引

あ行

か行

さ行

た行

な行

は行

ら行

欧文索引

《編著者紹介》

池 上 敬 一（いけがみ　けいいち）

1954 年　大阪府生まれ

1981 年　宮崎医科大学（現宮崎大学医学部）卒業

1989 年　医学博士（大阪大学）

1990 年　杏林大学医学部講師（救急医学）

1995 年　日本救急医学会救急指導医

1999 年　獨協医科大学越谷病院教授（救急医療科）

2007 年　日本医療教授システム学会代表理事

外科研修，救急医療の研修を経て救急医・指導医として大学病院に勤務．2005 年以降シミュレーション医療教育・医療組織における人材育成（救急医療従事者，研修医）の実践的な研究を開始．救命救急センターにおける効果的・効率的・魅力的な研修をチームでデザインするなどの活動を経て，日本医療教授システム学会を設立し代表理事として活動している．

《著者紹介》

前 田 淳 一（まえだ　じゅんいち）

1957 年　東京都生まれ

1976 年　蓮田市消防本部勤務

1977 年　埼玉県消防学校（初任教育）卒業

1980 ～ 1994 年　同校（救助科，救急科，救急Ⅱ課程）卒業

1996 年　第 9 期救急救命東京研修所卒業

1996 年　救急救命士資格取得

2002 年　消防大学校（救急科）卒業

2004 ～ 2006 年　同校（追加講習 気管挿管，薬剤投与）修了

2014 年　蓮田市消防本部南分署長

2015 年　蓮田市消防本部消防署次長兼署長

蓮田市消防本部で第 1 号の救急救命士となり，2011 年には獨協医科大学救命救急センターで統括救急技術指導者の研修で学んだ救急救命士とともに救急隊員シミュレーション教育を立ち上げる．また，署内で行う救急活動プロトコールを再教育のポイントに定めることを埼玉県東部地域メディカルコントロール協議会に承認を得るなどの活動を行う．

救急活動シミュレーション学習

－受講者と指導者，通信指令員のためのワークブック－

2016年11月15日　第1版第1刷発行

2023年 9 月15日　第1版第2刷発行©

編著者　池上敬一

発行者　小林俊二

発行所　株式会社シービーアール

〒113-0033

東京都文京区本郷3-32-6 ハイヴ本郷3F

電話 (03) 5840-7561 (代)　Fax (03) 3816-5630

E-mail／sales-info@cbr-pub.com

印刷・製本　三報社印刷株式会社

※定価はカバーに表示してあります　ISBN 978-4-911108-00-0　C3047

Printed in Japan